Liberarsi dall'emicrania in modo naturale

Passi pratici per riappropriarsi della propria vita e prevenire efficacemente l'emicrania

Il dottor Sui H. Wong MD FRCP

© Copyright 2024 - Tutti i diritti riservati.

Il contenuto di questo libro non può essere riprodotto, duplicato o trasmesso senza il permesso scritto dell'autore o dell'editore.

In nessun caso l'editore o l'autore potranno essere ritenuti responsabili di eventuali danni, risarcimenti o perdite monetarie dovute alle informazioni contenute in questo libro, direttamente o indirettamente.

Avviso legale:

Questo libro è protetto da copyright. È destinato esclusivamente all'uso personale. Non può modificare, distribuire, vendere, utilizzare, citare o parafrasare alcuna parte o il contenuto di questo libro, senza il consenso dell'autore o dell'editore.

Avviso di esclusione di responsabilità:

Si prega di notare che le informazioni contenute in questo documento sono solo a scopo educativo e di intrattenimento. Sono stati compiuti tutti gli sforzi per presentare informazioni accurate, aggiornate, affidabili e complete. Non sono dichiarate o implicite garanzie di alcun tipo. I lettori riconoscono che l'autore non è impegnato a fornire consigli legali, finanziari, medici o professionali. Il contenuto di questo libro è stato ricavato da varie fonti. La invitiamo a consultare un professionista abilitato prima di provare le tecniche descritte in questo libro.

Leggendo questo documento, il lettore accetta che in nessun caso l'autore è responsabile di eventuali perdite, dirette o indirette, subite in seguito all'uso delle informazioni contenute in questo documento, compresi, ma non solo, errori, omissioni o imprecisioni.

EBH Press. EBHpress.com

Copyright © Dr Sui H. Wong, 2024

ISBN: 978-1-917353-17-5 (Paperback) 978-1-917353-18-2 (E-book)

Audiobook (link in arrivo)

Indice dei contenuti

© COPYRIGHT 2024 - TUTTI I DIRITTI RISERVATI. 3

INDICE DEI CONTENUTI 5

DEDICAZIONE 1

INTRODUZIONE 3

CAPITOLO 1: IL PROBLEMA DELL'EMICRANIA 9

    CAPIRE L'EMICRANIA 10
        Che cos'è l'emicrania? 12
    SINTOMI DI EMICRANIA SENZA MAL DI TESTA 13
        L'emicrania spesso la avverte in anticipo 14
    STADI O FASI DELL'EMICRANIA 15
    TIPI DI EMICRANIA 17
    COSA PUÒ SCATENARE L'EMICRANIA? 18
    GESTIRE L'EMICRANIA: UN APPROCCIO OLISTICO 19
        Costruire una base per la resilienza del cervello 22
        Ripristinare l'equilibrio autonomo 22
    PREOCCUPAZIONI PER LA SALUTE DEL SUO CERVELLO 23
        È necessaria una scansione cerebrale se soffre di emicranie frequenti? 24
        Una breve nota sul mal di testa da abuso di farmaci 24
    PUNTI CHIAVE 25

CAPITOLO 2: I PILASTRI DEL SONNO 27

    CAPIRE LE FASI DEL SONNO 27
        Diverse fasi del sonno 27
    L'IMPORTANZA DI DORMIRE 28
        Il ruolo del sonno per la salute e il benessere generale 29
    SONNO ED EMICRANIA 31
        Ritmo circadiano e regolarità 31
        Capire il ritmo circadiano e la melatonina: per aiutarla a dormire meglio .. 32
        Eliminazione delle tossine e salute del cervello 33
        Regolazione della glicemia 33

    Regolazione emotiva e resilienza allo stress 34
CONDIZIONI LEGATE AL SONNO 34
    Apnea del sonno 34
    Sindrome delle gambe senza riposo (RLS) 35
    Insonnia 35
CAPIRE LA LUCE BLU: COME GLI SCHERMI INFLUISCONO SUL SONNO E SUL MAL DI TESTA 35
    Come la luce blu disturba il sonno 35
COME OTTIMIZZARE IL SONNO 36
    Migliorare l'ambiente e la routine del sonno 37
    Migliorare le sue abitudini di vita 38
PUNTI CHIAVE 40

CAPITOLO 3: ESERCIZIO FISICO PER ALLEVIARE L'EMICRANIA **43**

L'ESERCIZIO FISICO AIUTA A COMBATTERE L'EMICRANIA? 43
    I benefici dell'esercizio fisico aerobico per l'emicrania 44
L'ESERCIZIO FISICO PUÒ SCATENARE ATTACCHI DI EMICRANIA? 44
    È sicuro allenarsi durante l'emicrania? 45
ESERCITARSI IN MODO SICURO 46
ESERCIZIO FISICO PER L'EMICRANIA: LINEE GUIDA E RACCOMANDAZIONI 47
    Linee guida per l'esercizio aerobico 47
YOGA E ALTRI ESERCIZI SOMATICI 49
    Esercizi somatici per alleviare l'emicrania 50
ESERCIZIO E ATTIVITÀ FISICA: ATTUAZIONE 52
PUNTI CHIAVE 52

CAPITOLO 4: IL RAPPORTO TRA INTESTINO E CERVELLO **55**

IL MICROBIOMA INTESTINALE E L'EMICRANIA 56
IL RUOLO DELLA DIETA E DEI PROBIOTICI 57
    Gli alimenti nutrienti supportano un ambiente intestinale sano 57
    Potenziali benefici dei probiotici per la riduzione dell'emicrania 58
    Aggiunta di alimenti ricchi di probiotici alla sua dieta 58
PERMEABILITÀ INTESTINALE E INFIAMMAZIONE 60
    Come migliorare l'integrità del suo intestino 62
DISTURBI NEI PERCORSI INTESTINO-CERVELLO ED EMICRANIA 65
    I neurotrasmettitori fuori controllo 65
    Messaggeri di molecole immunitarie: Sovraccarico infiammatorio 65
    Disguidi del nervo vago 66
    Il caos degli ormoni intestinali 66

Lo stress e la connessione mente-corpo 67
　L'impatto dello stress emotivo sulla salute dell'intestino e l'emicrania 68
Punti chiave 69

CAPITOLO 5: GESTIONE DELLO STRESS 71

Pratiche mente-corpo per ridurre lo stress 72
　Meditazione 72
　Ipnoterapia guidata dall'intestino 73
　Posizioni yoga per l'emicrania causata dallo stress 75
　Respirazione profonda 79
Tecniche di gestione dello stress: Attuazione 82
Punti chiave 83

CAPITOLO 6: IL RAPPORTO TRA ORMONI FEMMININILI ED EMICRANIA 85

Il legame tra ormoni ed emicrania 86
　Il suo ciclo mestruale e l'emicrania 86
　Cambiamenti in gravidanza e nel post-partum 87
　La transizione della menopausa 88
　Terapia ormonale sostitutiva ed emicrania 88
　Rischio di emicrania e di ictus e salute vascolare 89
Strategie di trattamento su misura 89
Navigare nell'emicrania: Guidare in modo olistico le montagne russe ormonali. 90
　Il suo stile di vita emicranico 91
Punti chiave 93

CAPITOLO 7: NUTRIRE LA SUA STRADA VERSO IL SOLLIEVO 95

Il ruolo della nutrizione nella gestione dell'emicrania 95
Alleviare l'emicrania con i nutrienti essenziali 96
Approcci dietetici e pianificazione dei pasti per alleviare l'emicrania 97
　Strategie alimentari più sane 99
　Supplementazione 102
Pianificazione dei pasti a misura di emicrania 102
　Ricette di frullati in movimento 102
　Ricette per la colazione 104
　Ricette per il pranzo a basso contenuto infiammatorio 108
　Opzioni nutrizionali per gli spuntini 112
　Piatti per la cena che favoriscono l'emicrania 112
Suggerimenti per la pianificazione dei pasti 116

IDENTIFICARE I FATTORI SCATENANTI DELLA DIETA: UN VIAGGIO PERSONALE 117
    Tenere un diario alimentare: Il suo detective personale dell'emicrania 117
    La dieta di eliminazione: Seguire un approccio mirato 118
    I colpevoli comuni: Cibi da tenere d'occhio 119
IDRATAZIONE ED EMICRANIA: SODDISFARE LA SUA SETE DI SOLLIEVO 120
    Il collegamento idratazione-emicrania 120
    Rimanere idratati: Una soluzione semplice ma potente 120
SOSTEGNO AGLI APPROCCI DIETETICI E ALLA NUTRIZIONE 122
PUNTI CHIAVE 123

CAPITOLO 8: FATTORI METABOLICI CHE CONTRIBUISCONO ALL'EMICRANIA . 125

LE RADICI METABOLICHE DELL'EMICRANIA 125
    Metabolismo del glucosio 126
    Disfunzione mitocondriale 127
    Anomalie lipidiche 128
    Obesità e squilibri delle adipochine 128
    Gestire i livelli di magnesio 129
    Gli effetti della disidratazione 130
    L'asse intestino-cervello 130
    Fluttuazioni ormonali 131
    Stress e sonno 131
METODI OLISTICI PER TRATTARE LE SUE EMICRANIE 132
    Bilanciare la glicemia 132
    Terapie complementari 134
    Attività fisica e gestione del peso 136
PUNTI CHIAVE 137

CAPITOLO 9: CAPITOLO BONUS - STRUMENTI E RISORSE PRATICHE 139

COSTRUIRE UN SOSTEGNO PER UNA GESTIONE EFFICACE DELL'EMICRANIA 139
    Risorse educative e materiali di lettura 139
    Costruire una comunità di supporto per l'emicrania 140
    Personalizzare il suo approccio alla gestione dell'emicrania 141
TRACCIAMENTO DELL'EMICRANIA E IDENTIFICAZIONE DEI FATTORI SCATENANTI 142
    L'importanza di tenere un diario dettagliato sull'emicrania 142
    Registrazione di potenziali fattori scatenanti 144
    Applicazioni e strumenti digitali per monitorare facilmente l'emicrania ... 145
    Utilizzi le informazioni in collaborazione con il suo medico. 146
STRUMENTI PER LE TERAPIE COMPLEMENTARI E INTEGRATIVE 146

 Risorse utili per la gestione olistica dell'emicrania *147*
 Suggerimenti per regolare il suo ambiente 149
  Ambienti a basso stimolo durante gli attacchi di emicrania...................... 150
 Punti chiave 151

CONCLUSIONE **153**
 Pensieri finali 153

APPENDICE **157**

RIFERIMENTI **159**

Dedicazione

Questo libro è dedicato ai guerrieri dell'emicrania che ho avuto il privilegio di guidare con successo, con approcci olistici e di stile di vita, per riprendere il controllo della loro vita e trovare la libertà dall'emicrania.

Introduzione

Soffre spesso di mal di testa e non sa perché? Cerca disperatamente delle risposte su come evitare che si verifichino, risolvere i suoi sintomi e ottenere un po' di sollievo?

C'è un motivo specifico per cui lei è qui oggi: molto probabilmente perché soffre di emicrania e vuole stare meglio. Ho deciso di scrivere questo libro per le persone che soffrono di emicrania e vogliono trovare un approccio complementare per riprendere il controllo.

Gli studi dimostrano che circa il 90% delle persone che soffrono di emicrania cercano trattamenti alternativi o complementari (Kuruvilla et al., 2021). Questo libro si propone di condividere approcci efficaci di stile di vita e olistici che possono integrare le cure che sta ricevendo attualmente. Le informazioni fornite qui hanno lo scopo di metterla in condizione di essere maggiormente coinvolta nella cura della sua emicrania.

Allo stesso tempo, incoraggia la comunicazione aperta e la collaborazione con i suoi professionisti della salute mentre intraprende questo approccio complementare. L'obiettivo principale è quello di fornirle una guida completa per aiutarla a trovare sollievo e a migliorare la sua vita, facendole comprendere l'emicrania in un modo completamente nuovo.

Se questo la descrive accuratamente, può incoraggiarla sapere che ho scritto questo libro pensando a lei. I cambiamenti dello stile di vita e le informazioni che condividerò in questi capitoli le forniranno approcci non medici per migliorare il suo benessere. Il potere di migliorare la sua condizione è dentro di lei e può prendere il controllo del suo viaggio verso il benessere.

Liberarsi dall'emicrania in modo naturale le offre otto modi efficaci per gestire meglio la sua emicrania in modo olistico. Il libro inizia fornendo una panoramica delle cefalee e delle emicranie, e discute i sintomi aggiuntivi che può sperimentare insieme all'emicrania, così come durante il periodo precedente e successivo all'emicrania. Esaminiamo anche le motivazioni per l'implementazione di fattori fondamentali dello stile di vita, come le migliori pratiche di sonno, l'alimentazione, il benessere emotivo, la mindfulness e l'idratazione, e le offriamo preziosi consigli su come gestire questi fattori.

Esploreremo le pratiche del settore della salute olistica basate sull'evidenza, che potrebbero non essere necessariamente considerate mainstream nel mondo medico, ma che sono state segnalate come funzionanti e che io ho trovato benefiche per i miei pazienti nel mio studio. Questo include rimedi naturali e altri approcci alternativi che potrebbe prendere in considerazione, soprattutto se non può ricorrere alla medicina convenzionale.

In *Liberarsi dall'emicrania in modo naturale*, troverà un'esplorazione completa di approcci basati sullo stile di vita, accompagnati da strumenti pratici per l'attuazione, con l'obiettivo di aiutare i lettori a raggiungere uno stile di vita sostenibile che fornisca sollievo da mal di testa ed emicrania. I lettori possono sperimentare una maggiore chiarezza mentale, uno stato d'animo migliore e un benessere generale.

Il mio obiettivo è quello di fornirle le informazioni necessarie per godersi la vita, eccellere nella sua carriera e creare legami significativi con i suoi cari, il tutto senza essere ostacolato da frequenti mal di testa ed emicranie.

Praticando l'autocura olistica, può trovare sollievo dal dolore frequente, permettendole di riprendere la sua vita normale e di mantenere i cambiamenti positivi dello stile di vita che ha adottato. Questo la aiuterà a sostenere e potenziare la sua salute cerebrale a lungo termine.

In questa esplorazione trasformativa, navigheremo nell'intricato paesaggio del benessere olistico, capitolo per capitolo. Ecco un assaggio di ciò che discuteremo:

- **Il problema dell'emicrania:** Scopra le sue origini e le strategie di gestione efficaci.

- **I pilastri del sonno:** Approfondisca il profondo impatto della qualità del sonno e della prevenzione dell'emicrania sul benessere generale.

- **Esercizio fisico per alleviare l'emicrania:** Scopra i suggerimenti per la routine di esercizi per alleviare l'emicrania e abbracciare la vitalità fisica e mentale attraverso esercizi somatici, come lo yoga.

- **Il rapporto intestino-cervello:** Esplori la complicata connessione tra la salute dell'intestino e la funzione cerebrale.

- **Il rapporto tra ormoni femminili ed emicrania:** Scopra i problemi comuni legati all'emicrania durante le mestruazioni e la menopausa.

- **Fattori metabolici ed emicrania:** Approfondisca i fattori metabolici che contribuiscono al mal di testa, per un approccio sanitario più consapevole.

- **Nutrire la sua strada verso il sollievo:** Capire come le scelte alimentari possono svolgere un ruolo fondamentale nel dare sollievo da mal di testa ed emicrania.

- **Utilizzando strumenti e risorse pratiche:** Si doti di risorse preziose per migliorare il suo benessere.

Sono la dottoressa Sui H. Wong, e sono entusiasta di presentare questo lavoro avvincente che attinge a oltre due decenni di esperienza medica. In qualità di medico esperto, specializzato in neurologia e neuro-oftalmologia nel Regno Unito (UK), ho una vasta esperienza nel trattamento di persone affette da emicrania. Il mio impegno profondo consiste nel dare potere a lei, il lettore, fornendo informazioni sanitarie di alta qualità e guidandola in un viaggio che cambia la vita, dalla malattia al benessere.

Come neurologo e medico integrativo, incorporo approcci di medicina dello stile di vita basati sull'evidenza per fornire un'assistenza incentrata sulla persona. Con diverse qualifiche che hanno informato il mio approccio unico alla gestione efficace dell'emicrania, sono un medico esperto di stile di vita e medicina integrativa, un ipnoterapeuta certificato, un insegnante di yoga e mindfulness e un ricercatore dedicato. Il prestigioso riconoscimento di Fellow of the Royal College of Physicians, Regno Unito, sottolinea la mia dedizione a fornire l'eccellenza nella cura dei pazienti, con i miei servizi clinici premiati per i loro contributi eccezionali.

Oltre ai miei compiti medici, mi impegno attivamente nella ricerca sulle neuroscienze, conducendo studi che mirano a rispondere a domande importanti e a migliorare i risultati incentrati sul paziente. Il mio obiettivo attuale è la ricerca pionieristica sugli interventi basati sullo stile di vita per le condizioni neurologiche.

Sono onorata di condividere questo libro, che attinge dal mio successo nell'uso di approcci personalizzati e basati sullo stile di vita per fornire intuizioni pratiche.

Oggi intendo condividere un approccio olistico che la aiuterà a gestire l'emicrania senza dover ricorrere ad altri farmaci. Questo libro offre alternative in base a ciò che più le si addice, favorendo così una maggiore libertà di scelta e la liberazione dal dolore.

Vivere con l'emicrania può essere un viaggio incredibilmente difficile e imprevedibile. Come persona che ha lavorato a stretto contatto con innumerevoli pazienti che lottano contro questi mal di testa debilitanti, ho assistito in prima persona al profondo impatto che possono avere su ogni aspetto della vita.

L'emicrania è in grado di far deragliare anche i piani meglio pianificati senza preavviso. Il dolore lancinante è solo una parte della battaglia: i sintomi non legati al mal di testa, come la nausea, la sensibilità alla luce e al suono e l'annebbiamento mentale, possono essere altrettanto difficili da gestire. Essendo una malattia invisibile, spesso le persone che lottano contro i suoi effetti si sentono profondamente incomprese anche dagli amici e dai familiari più stretti.

Ho visto quanto l'emicrania possa mettere a dura prova le relazioni, quando si manifesta l'incapacità di essere pienamente presenti con i propri cari. Le sfide cognitive, dai cali di concentrazione alle difficoltà nel prendere decisioni, possono ostacolare la produttività al lavoro e a scuola, lasciando le persone scoraggiate e sopraffatte. Inoltre, la stanchezza incessante e la perdita di energia che spesso accompagnano l'emicrania possono privare le persone della loro scintilla e della voglia di vivere.

Mi creda, capisco la frustrazione che deriva da consigli benintenzionati come "Basta eliminare la caffeina" o "Smetti di prendere antidolorifici". Se solo fosse così semplice. L'esperienza di ogni persona con l'emicrania è unica, e le soluzioni semplici potrebbero non essere efficaci.

Ecco perché la mia missione è condividere un approccio approfondito e personalizzato che ha aiutato molti dei miei pazienti a riprendere il controllo sulle loro emicranie. Con questo libro, spero di fornirle le conoscenze e le strategie pratiche che ho affinato in anni di esperienza clinica. Approfondiremo gli aspetti fondamentali della gestione dell'emicrania, consentendole di adattare l'approccio alle sue esigenze e circostanze specifiche.

Ora, so che i farmaci sono una parte importante del puzzle per la maggior parte delle persone, ma questa è una conversazione da fare con il suo medico. Qui ci concentreremo sulle modifiche dello stile di vita e sugli interventi olistici che può attuare giorno per giorno. Le indicherò risorse affidabili, in modo che possa ricercare le opzioni farmacologiche, se lo desidera, ma il mio obiettivo è quello di fornirle gli strumenti per prosperare senza affidarsi esclusivamente a soluzioni farmacologiche.

In definitiva, voglio che si senta riconosciuta, ascoltata e sollevata mentre affronta questo viaggio. So quanto l'emicrania possa essere isolante e demoralizzante, ma so anche che con la giusta guida e l'impegno costante, può mitigare il suo impatto e recuperare la sua vita. Insieme, percorreremo questo cammino verso una rinnovata energia, produttività e una migliore qualità di vita complessiva, un passo alla volta.

Si prepari quindi ad un'esplorazione del benessere olistico basata sull'evidenza. Ci immergeremo nelle cefalee, nel sonno, nell'esercizio fisico, nella connessione intestino-cervello, nei fattori metabolici, negli ormoni e negli strumenti pratici che la aiuteranno a migliorare la sua salute. Si allacci la cintura per un viaggio diretto attraverso gli elementi essenziali del benessere: niente chiacchiere, solo fatti. Iniziamo a sviluppare una persona più resistente e più sana.

Capitolo 1:
Il problema dell'emicrania

Le presentiamo la nostra modella fittizia di emicrania, Sandy. Lavora come graphic designer nella vivace e frenetica città di New York. Le sue giornate sono piene di creatività, ma c'è un'ombra che incombe su di lei. Non c'è mattina in cui le tonalità vivaci dei suoi disegni non si scontrino con il dolore martellante nella sua testa.

Quello di Sandy non è un mal di testa qualunque. Ha indovinato: soffre di emicranie, ognuna delle quali porta con sé una serie di sfide. Alcuni giorni, si tratta di un'emicrania vera e propria, mentre altre volte inizia con segnali di avvertimento come nebbia cerebrale e problemi di concentrazione. Spiegare queste esperienze ai colleghi diventa una lotta quotidiana perché, per Sandy, l'emicrania è più di un semplice mal di testa: è un mix di sensazioni confuse.

Immergiamoci nella scienza dell'emicrania di Sandy, esplorando ciò che accade nel suo cervello. È un campo di battaglia in cui stress, storia familiare e fattori quotidiani si uniscono per scatenare questi mal di testa pulsanti.

Parlando di famiglia, Sandy ha un albero genealogico pieno di emicranie. Ha a che fare con mal di testa che si sono trasmessi attraverso le generazioni, con il suo stile di vita che si è aggiunto.

Il suo viaggio verso la resilienza cerebrale consiste nel trovare modi per combattere le sue emicranie quotidiane. Vedremo come semplici cambiamenti nel suo stile di vita e l'attenzione a prendersi cura di se stessa diventino strumenti importanti nella sua lotta contro questi forti mal di testa.

In questo capitolo, faremo un'immersione profonda nell'emicrania. Si tratta di un problema comune che colpisce molte persone, ed esploreremo il motivo per cui si verificano e l'impatto che hanno su di noi. Prima di passare alle soluzioni, è importante capire che cosa sono il mal di testa e l'emicrania, i diversi tipi di mal di testa ed emicrania e le loro caratteristiche uniche. Queste condizioni possono essere piuttosto complesse e vengono classificate in base a fattori quali la frequenza con cui si verificano, la durata, le cause sottostanti e i sintomi aggiuntivi che possono causare.

Capire l'emicrania

In tutto il mondo, più di un miliardo di persone soffre di emicrania ogni anno (Amiri et al., 2022). L'emicrania, un disturbo del sistema nervoso, è un tipo specifico di mal di testa che spesso provoca un dolore intenso e pulsante, di solito su un solo lato della testa. Queste durano in genere da quattro ore a tre giorni e tendono a verificarsi da una a quattro volte al mese.

A volte, l'emicrania è accompagnata da altri sintomi come la nausea e i disturbi visivi, come vedere lampi di luce o avere punti ciechi. Anche parlare potrebbe diventare un po' difficile durante un'emicrania. Alcune persone sperimentano disturbi neurologici temporanei su un lato del corpo, che possono includere un formicolio al viso o a un braccio o a una gamba. Le persone possono anche soffrire della cosiddetta "emicrania silenziosa", che si presenta con gli altri sintomi sopra menzionati, senza il mal di testa.

Quasi tutti possono soffrire di emicrania se incontrano un numero sufficiente di fattori scatenanti. Sonno insufficiente, stress, disidratazione e consumo di alcol: questi fattori sono i principali colpevoli che possono indurre l'emicrania fino al 90% delle persone (Mauskop, 2022).

Anche se c'è ancora molto da imparare, è chiaro che l'emicrania è una condizione neurologica che comporta una disfunzione nella capacità del tronco encefalico di regolare le informazioni sensoriali.

Le persone che soffrono di emicrania possono avere difficoltà a controllare il modo in cui il cervello elabora gli input sensoriali come suoni, luci e odori. Gli studi hanno fornito una forte evidenza a sostegno dell'idea che il tronco encefalico sia centrale negli attacchi di emicrania, come suggerito da Goadsby et al. (2017).

Durante questi attacchi, il tronco encefalico viene sopraffatto e non è in grado di regolare i segnali sensoriali in modo efficace, portando all'incapacità di filtrare o ignorare i normali stimoli sensoriali. È come se qualcuno alzasse il volume di tutti i suoi sensi a un livello insopportabile. Luci intense, suoni forti, odori potenti: cose che normalmente non la spaventerebbero, diventano improvvisamente strazianti e scatenanti.

Ma perché si verifica questo sovraccarico sensoriale? I ricercatori ritengono che abbia a che fare con l'intricata rete di neuroni e percorsi coinvolti nell'elaborazione delle informazioni sensoriali (Goadsby et al., 2017). Nelle persone che soffrono di emicrania, sembra che ci sia un'interruzione o un'ipersensibilità in questa rete, che provoca un errore di funzionamento e amplifica anche gli stimoli più lievi. Anche i suoi geni potrebbero svolgere un ruolo.

Immagini che il suo cervello sia come un sistema audio complesso, con vari componenti che lavorano insieme per produrre un audio chiaro. Nei pazienti con emicrania, è come se l'equalizzatore fosse tutto sballato, causando l'amplificazione e la distorsione di alcune frequenze in modo sproporzionato, con conseguente esperienza sensoriale travolgente.

Il trattamento dell'emicrania può comprendere l'assunzione di farmaci, la sperimentazione di consigli di auto-aiuto e l'introduzione di cambiamenti nello stile di vita, come la gestione dello stress, l'esercizio fisico e un'alimentazione corretta. Un approccio olistico è la chiave per gestire e superare questa condizione. Ed è proprio quello che tratteremo in questo libro.

La buona notizia è che, comprendendo la causa principale dell'emicrania come un disturbo dell'elaborazione sensoriale, i ricercatori stanno aprendo la strada a trattamenti più mirati ed efficaci. Invece di limitarsi a mascherare i sintomi, le terapie future potrebbero concentrarsi sul riequilibrio e sulla "risintonizzazione" della rete di elaborazione sensoriale nel cervello.

Che cos'è l'emicrania?

Mi piace questa citazione del Professor Peter Goadsby (The Migraine Trust, n.d.). È un esperto di emicrania leader a livello mondiale che mi ha ispirato con la sua ricerca e la sua assistenza clinica ai pazienti. La sua citazione riassume sufficientemente cosa sia l'emicrania:

> L'emicrania è una tendenza ereditaria ad avere mal di testa con disturbi sensoriali. Si tratta di un'instabilità nel modo in cui il cervello gestisce le informazioni sensoriali in arrivo, e questa instabilità può essere influenzata da cambiamenti fisiologici come il sonno, l'esercizio fisico e la fame.

Naturalmente, questa è solo una spiegazione semplificata di un processo neurologico molto complesso. Ma la chiave di lettura è che l'emicrania non è solo un brutto mal di testa: è un disturbo del modo in cui il cervello interpreta e risponde al mondo che ci circonda. E svelando questi misteri dell'elaborazione sensoriale, siamo un passo più vicini a trovare modi migliori per gestire e superare questa condizione debilitante.

Un attacco di emicrania spesso porta con sé numerosi altri sintomi. Possono manifestarsi anche nausea o vomito, sensibilità alla luce o al suono, sensazione di formicolio alla pelle, disturbi visivi, eloquio rallentato e fame. Durante un episodio di emicrania, quasi tutti sono alle prese con molteplici sintomi. L'anormalità della biochimica cerebrale è la causa principale dell'emicrania. È importante notare che nessuno induce l'emicrania su di sé; non si tratta nemmeno di una risposta psicologica ai problemi della vita o di un desiderio inconscio di ammalarsi per sfuggire alle sfide quotidiane.

L'emicrania, invece, si manifesta spesso a causa di una predisposizione genetica, che può essere ereditata da uno o da entrambi i genitori. Se entrambi i genitori ne sono affetti, il rischio è ancora più elevato. Essendo una condizione cronica, non può essere curata e richiede una gestione proattiva. Desiderare semplicemente che l'emicrania scompaia è un approccio insufficiente; deve invece adottare misure deliberate per controllarla.

La diagnosi accurata dell'emicrania può richiedere un po' di tempo. Sorprendentemente, negli Stati Uniti, solo un quarto delle persone con emicrania riceve una diagnosi corretta e un trattamento adeguato (Rizzoli, 2022). Agli altri viene spesso detto che hanno problemi di sinusite, condizioni di salute mentale, problemi dentali, problemi agli occhi o semplicemente diversi tipi di mal di testa che passeranno da soli. Alcuni non si preoccupano nemmeno di vedere un medico per i loro sintomi. La cosa più interessante dell'emicrania è che i sintomi differiscono da una persona all'altra.

Molti fattori possono ridurre la resilienza del suo cervello e scatenare attacchi di emicrania. Può trattarsi di modelli di sonno irregolari, fluttuazioni degli ormoni ovarici, digiuno, disturbi metabolici, sonno insufficiente, stress prolungato e scelte di vita. L'emicrania è anche molto più comune nelle donne che negli uomini, con una frequenza circa tre volte superiore.

Affrontare queste cause profonde e migliorare la resilienza attraverso le terapie può aiutare a ridurre la frequenza e l'intensità dell'emicrania. Non può controllare o cambiare i suoi geni, ma può gestire il suo ambiente. Più avanti in questo capitolo, parleremo più diffusamente degli approcci che tratteremo in questo libro.

Ora che sa che l'emicrania è molto più di un brutto mal di testa, parliamo dei diversi sintomi, fasi e tipi di emicrania che le persone sperimentano. Qui potrebbe identificare il suo problema specifico, anche se dovrà comunque recarsi dal suo medico per una diagnosi appropriata.

Sintomi di emicrania senza mal di testa

Molto spesso, altri segni associati all'emicrania includono:

- disturbi della vista, come aura, lampi di luce o perdita temporanea della vista.

- una maggiore sensibilità agli stimoli come la luce, il suono, gli odori, il tatto o il movimento.

- problemi gastrointestinali come nausea, vomito e disturbi allo stomaco.

- debolezza, formicolio o sensazione di intorpidimento, che spesso colpisce un lato del corpo.

- sensazione di vertigini, vertigini o difficoltà a mantenere l'equilibrio.

- sfide cognitive, tra cui confusione, problemi di concentrazione, difficoltà nel ricordare le parole e annebbiamento mentale.

- altre manifestazioni come desiderio di cibo, rigidità del collo, profonda stanchezza, aumento della minzione e frequenti sbadigli.

Questi sintomi possono manifestarsi durante o tra un episodio di emicrania e l'altro, con un impatto significativo sul suo funzionamento quotidiano. Riconoscere e affrontare queste manifestazioni non legate al mal di testa è fondamentale per un approccio completo alla gestione dell'emicrania.

L'emicrania spesso la avverte in anticipo

L'emicrania spesso invia delle anticipazioni prima di colpire in pieno, come il trailer di un film prima dell'evento principale. Ecco alcuni segnali di avvertimento comuni che le persone sperimentano:

- **Sbadigli:** Se all'improvviso sbadiglia molto, potrebbe essere un avvertimento che sta per arrivare un'emicrania.

- **Problemi di stomaco:** La sua pancia potrebbe iniziare a non sentirsi bene, con crampi o nausea.

- **Sbalzi d'umore:** Le sue emozioni possono andare sulle montagne russe, facendola sentire irritabile, super felice o forse anche in preda al panico senza un motivo apparente.

- **Voglia di dolci o carboidrati:** Improvvisa voglia di dolci o carboidrati? Il suo corpo potrebbe cercare di dirle che sta per arrivare un'emicrania.

- **Bocca secca e interruzioni del bagno:** Potrebbe iniziare a sentire una sete extra e a fare più viaggi in bagno.

- **Tensione muscolare:** La sensazione di rigidità del collo o delle spalle potrebbe indicare l'arrivo di un'emicrania.

Avverte alcuni di questi sintomi prima dell'inizio dell'emicrania? Oppure avverte qualche segnale d'allarme non elencato qui? Li consideri come un sistema di allarme precoce del suo corpo, che le dà la possibilità di prepararsi all'emicrania che la attende.

Ci possono essere anche altre cause (non dovute all'emicrania) per questi sintomi; quanto sopra è a scopo educativo e non vuole essere un elenco di autodiagnosi. Questo è un aspetto che dovrà esaminare insieme al suo medico.

Si ricordi che ogni esperienza di emicrania è unica e non tutti attraversano tutte le fasi o presentano gli stessi sintomi. Se ha a che fare con l'emicrania, parli con il suo medico per personalizzare un piano di gestione efficace, che includa un approccio olistico per costruire la resilienza del suo cervello.

Stadi o fasi dell'emicrania

L'emicrania non colpisce all'improvviso. Per molte persone, si manifesta in fasi distinte, con sintomi diversi in ciascuna fase. Non tutti attraversano tutte le fasi e i sintomi possono variare da persona a persona. Tuttavia, la comprensione di queste fasi tipiche può aiutarla a gestire meglio l'emicrania.

Può essere difficile stabilire quando si verificherà un attacco di emicrania. Tuttavia, le fasi distinte di ogni attacco seguono spesso uno schema che inizierà a riconoscere se è attento. I sintomi distinti di queste fasi differenziano l'emicrania dal mal di testa.

Negli adulti, un attacco di emicrania può essere classificato in quattro o cinque fasi sequenziali (Healthdirect, n.d.; *Fasi di un attacco di emicrania*, n.d.):

- **Prodromica (pre-monitoria):** Questa fase può iniziare fino a uno o due giorni prima dell'insorgere dell'emicrania e può sperimentare alcuni dei segnali di allarme di cui abbiamo parlato nella sezione precedente. Potrebbe sentirsi stanco, irritabile, con il collo rigido o ansioso. Gli sbadigli e gli sbalzi d'umore sono comuni. Alcune persone hanno anche voglie di cibo, come il cioccolato.

- **Aura:** non tutti ne sono affetti, ma per coloro che lo sono, di solito si tratta di cambiamenti visivi come luci lampeggianti o zigzag. A volte, le persone possono avere le vertigini o difficoltà a parlare. In genere, si verifica poco prima dell'inizio del mal di testa.

- **Mal di testa o dolore (attacco principale):** Questo è il momento in cui l'emicrania colpisce. Persiste per una durata che va dalle 4 alle 72 ore e si manifesta con un dolore pulsante. Non si tratta solo di dolore; può anche farla sentire male e sensibile alla luce e al suono.

- **Risoluzione: La** maggior parte dei casi sparisce gradualmente, mentre alcuni si interrompono bruscamente. Un breve sonnellino può aiutare in questo senso.

- **Postdromo:** Conosciuta comunemente come postumi dell'emicrania, questa fase segue il mal di testa e può protrarsi per diverse ore e fino a 48 ore. I sintomi possono comprendere spossatezza, difficoltà di concentrazione e maggiore sensibilità al tatto, alla luce e al suono. Dopo la scomparsa del mal di testa, potrebbe sentirsi ancora un po' annebbiato e stanco per un massimo di cinque giorni, e a volte le persone hanno la sensazione di avere un'altra emicrania prima di riprendersi completamente.

Alcune persone potrebbero non avvertire alcune fasi, come l'aura, mentre altre potrebbero avere sintomi o tempi di recupero diversi. Per alcune persone, il mal di testa è molto lieve, più simile a una "pesantezza" nella testa, ma gli altri sintomi sono più evidenti e fastidiosi. Per alcuni, i sintomi di ciascuna fase possono addirittura sovrapporsi.

Riconoscere le varie fasi di un attacco di emicrania può essere utile, in quanto possono variare in durata e intensità, ma identificare sintomi specifici in momenti specifici durante un attacco può fornire informazioni preziose al medico per la diagnosi. Intervenire tempestivamente quando si nota il dolore può potenzialmente arrestare o ridurre la durata dell'attacco. Nei bambini, gli attacchi di emicrania sono in genere più brevi rispetto agli adulti, il che rende più facile distinguere le fasi del mal di testa.

Tipi di emicrania

Anche se l'emicrania colpisce quasi 40 milioni di persone negli Stati Uniti (Migraine Research Foundation, n.d.), i sintomi sono diversi da persona a persona.

- **Emicrania senza aura:** il tipo più comune, caratterizzato da un dolore intenso e pulsante alla testa, tipicamente su un lato, che dura da ore a giorni. Le persone possono anche avvertire altri sintomi come stanchezza, vomito, cambiamenti nella visione, come vedere luci lampeggianti o linee ondulate, diventare più irritabili e avere difficoltà a gestire la luce o i suoni troppo luminosi o forti, rispettivamente.

- **Emicrania con aura:** preceduta da disturbi sensoriali noti come aura, come luci lampeggianti, cambiamenti visivi o una sensazione che indica un attacco di emicrania imminente.

- **Emicrania cronica:** Si verifica quando l'emicrania si verifica per 15 o più giorni al mese per almeno tre mesi, il che indica una condizione cronica.

- **Emicrania addominale:** Principalmente presente nei bambini che lottano con sintomi come nausea, vomito e dolore addominale.

- **Emicrania emiplegica:** Una forma rara ma estrema di emicrania che comprende una paralisi o una debolezza temporanea su un lato del corpo durante la fase dell'aura.

- **Emicrania retinica:** Provoca una perdita temporanea della vista o disturbi visivi che interessano un occhio. L'emicrania con aura visiva viene spesso diagnosticata erroneamente come emicrania retinica, dove il disturbo visivo colpisce entrambi gli occhi quando ogni occhio viene testato individualmente coprendo un occhio alla volta. In altre parole, nell'emicrania retinica, l'emicrania colpisce la retina, mentre nell'aura visiva l'emicrania colpisce la corteccia visiva del cervello.

- **Emicrania vestibolare:** Sperimenta sintomi di perdita di equilibrio e vertigini.

- **Emicrania mestruale:** Legata ai cambiamenti ormonali durante il ciclo mestruale. Queste emicranie sono il risultato diretto di un calo dei livelli di estrogeni (Barth et al., 2015).

- **Emicrania acefala (silenziosa):** Caratterizzata da sintomi di aura senza il solito dolore alla testa.

Cosa può scatenare l'emicrania?

L'emicrania inizia con uno squilibrio del controllo sensoriale nel mesencefalo. Alcune cose possono scatenare l'emicrania, come luci, suoni, odori o movimenti. Le persone con emicrania tendono ad essere più sensibili a queste cose, anche quando non hanno un attacco.

Di seguito sono riportati alcuni esempi di cose che possono scatenare l'emicrania:

- **Attività fisica:** Sforzarsi troppo con l'esercizio fisico o altre attività fisiche può provocare un'emicrania.

- **Additivi alimentari:** Gli additivi come i nitrati o il glutammato monosodico che si trovano nei salumi e nelle verdure o nei cibi elaborati possono scatenare l'emicrania.

- **Sostanze che creano dipendenza:** Il consumo di caffeina o di prodotti del tabacco può talvolta scatenare l'emicrania.

- **Rimedi alternativi:** Mentre alcuni integratori o pratiche erboristiche possono aiutare a contrastare l'emicrania, altri potrebbero scatenarla in alcuni individui.

- **Difficoltà sensoriali:** Rumori estremi, odori intensi o luci brillanti possono sopraffare i suoi sensi e provocare un'emicrania.

In generale, l'emicrania è piuttosto complessa e ci sono ancora molte cose che non conosciamo a fondo. Tuttavia, conoscere le diverse fasi ed essere consapevoli dei fattori scatenanti dell'emicrania può aiutarla a gestirla meglio.

Gestire l'emicrania: Un approccio olistico

L'emicrania può sembrare una battaglia in salita, ma questo libro mira a fornirle una strategia completa per gestirla.

Affrontare l'emicrania può essere impegnativo, ma ci sono modi per gestirla al di là di affidarsi esclusivamente ai farmaci. Le emicranie segnalano quando il suo corpo non è in equilibrio e suggeriscono le azioni necessarie per ripristinare il suo benessere.

Nel mio programma di tutoraggio BRA(i)NS® senza emicrania, seguo un approccio sistematico per superare l'emicrania. Questo include dormire bene, mangiare sano, gestire la glicemia, prendersi cura dell'intestino (che ha un grande impatto sul cervello), assicurarsi di assumere i nutrienti giusti e rimanere attivi.

Ma non è tutto: approfondiamo anche le tecniche che aiutano a riequilibrare il suo sistema nervoso centrale, che controlla cose come la frequenza cardiaca e la respirazione. Questo è molto importante perché quando questo sistema non è in equilibrio, può scatenare l'emicrania. Quindi, esamineremo l'attivazione del nervo vago attraverso pratiche come lo yoga, la meditazione mindfulness e gli esercizi di respirazione che insegnano a mantenere la calma e ad andare avanti, anche quando le cose diventano stressanti.

Combinando questi approcci - rafforzando la forza del suo cervello e trovando l'equilibrio interiore - sarà meglio equipaggiato per evitare che l'emicrania prenda il sopravvento sulla sua vita. Si ricordi che si tratta di dare al suo corpo e alla sua mente gli strumenti necessari per lavorare insieme in modo armonioso, piuttosto che lasciare che l'emicrania prenda il sopravvento.

Sebbene al momento non esista una cura per l'emicrania, esistono strategie affidabili per aiutarla a gestire il dolore e a ridurre la frequenza degli attacchi. Queste possono includere l'uso di antidolorifici da banco come l'ibuprofene o l'aspirina, farmaci da prescrizione, interventi chirurgici, modifiche dello stile di vita e terapie alternative come la terapia cognitivo-comportamentale.

Immagini di avere una pentola d'acqua sul fornello che inizia a bollire. La pentola che bolle rappresenta l'emicrania a cui una persona è soggetta a causa dei suoi geni. È come se il calore fosse già acceso e l'acqua gorgogliasse.

Ora, ci sono due modi principali per affrontare questa situazione di pentola in ebollizione, proprio come ci sono due approcci per gestire l'emicrania.

- **Aggiungere acqua fresca:** È come prendere un farmaco per alleviare l'emicrania. Quando si aggiunge acqua fresca alla pentola che bolle, si abbassa temporaneamente la temperatura e si calma l'ebollizione. Allo stesso modo, i farmaci come l'ibuprofene, l'aspirina o i farmaci da prescrizione possono fornire un sollievo temporaneo da un attacco di emicrania, riducendo il dolore e i sintomi.

- **Abbassare il riscaldamento:** Questo è come cambiare stile di vita e provare rimedi naturali. Invece di aggiungere semplicemente dell'acqua fresca, può abbassare la fonte di calore sotto la pentola per evitare che bolla in primo luogo. Allo stesso modo, apportare modifiche alla dieta, ridurre lo stress, praticare tecniche di rilassamento come la mindfulness e identificare i fattori scatenanti può aiutare a ridurre la frequenza e la gravità degli attacchi di emicrania. In questo modo si affronta la causa principale, invece di fornire solo un sollievo temporaneo.

La chiave è che mentre i farmaci (come l'analogia dell'aggiunta di acqua fresca) possono aiutare durante un attacco di emicrania, i cambiamenti dello stile di vita e i rimedi naturali (come l'analogia di abbassare il riscaldamento) possono aiutare a prevenire che gli attacchi si verifichino con la stessa frequenza o che diventino così gravi. Si tratta di gestire la condizione di base, non solo di trattare i sintomi.

L'obiettivo di questo libro non è quello di guidarla nell'uso di farmaci o di fornirle consigli medici, che è meglio discutere con il suo medico curante. Ci concentreremo invece su un approccio olistico che includerà consigli importanti per rafforzare la resilienza del suo cervello.

Si prepari ad apprendere le strategie che cambieranno la sua vita e che la faranno sentire in grado di controllare la situazione, invece di essere in balia dei suoi temuti attacchi di emicrania.

Costruire una base per la resilienza del cervello

Un'attenzione fondamentale sarà quella di nutrire la resilienza del suo cervello attraverso fattori critici dello stile di vita.

- **Il sonno:** Analizzeremo il ruolo vitale di un sonno di qualità e svilupperemo abitudini per migliorare il suo riposo.

- **Attività fisica:** Imparerà a sfruttare il potere del movimento per ridurre la frequenza dell'emicrania e aumentare il benessere generale.

- **Nutrizione:** Scopriremo come una dieta favorevole all'emicrania e nutrienti specifici possono nutrire e proteggere il suo cervello.

- **Salute metabolica:** Imparerà l'effetto delle fluttuazioni della glicemia e della salute metabolica sulla frequenza dell'emicrania e come gestirla.

- **Integratori:** Descriveremo le vitamine, i minerali e gli integratori che possono essere utili per la gestione dell'emicrania.

- **Salute dell'intestino e del cervello:** Scoprirà l'affascinante connessione tra la salute dell'intestino e del cervello e come nutrire questo legame vitale.

Ripristinare l'equilibrio autonomo

In base alla mia esperienza, il bilanciamento dell'ANS è una parte importante della prevenzione dell'emicrania. L'ANS è la parte del sistema nervoso che controlla le funzioni "automatiche" del corpo, ad esempio il battito cardiaco, la pressione sanguigna e persino la sudorazione. Ci sono due parti: la parte "lotta/fuga" (detta anche simpatica) e la parte "riposo/rilassamento" (detta anche parasimpatica) dell'ANS, o sistema nervoso autonomo. Quando questo sistema è sbilanciato, come quando una persona è eccessivamente stressata, può essere bloccata in "lotta/fuga", il che può rendere più probabile l'emicrania.

L'ANS agisce come una torre di controllo del corpo, regolando la frequenza cardiaca e le funzioni di digestione. Quando è squilibrato, l'emicrania diventa più probabile. Esploreremo le tecniche per ripristinare questo equilibrio.

- **Mindfulness:** Imparare a utilizzare la consapevolezza del momento presente per calmare la mente e alleviare la tensione fisica.

- **Lavoro sul respiro, yoga e pratiche mente-corpo:** Riscopra l'antica saggezza per unificare mente, corpo e respirazione.

Con la resilienza e l'equilibrio autonomico come punti focali, ci orienteremo come segue per aiutarci a raggiungere i risultati che desideriamo:

- **Ormoni:** Capire come le fluttuazioni ormonali interagiscono con i modelli di emicrania e promuovere l'equilibrio.

- **Terapie complementari:** Esplori le pratiche olistiche come l'agopuntura e il massaggio per un ulteriore supporto.

- **Identificazione dei fattori scatenanti:** Sviluppare strategie per riconoscere ed evitare i suoi unici fattori scatenanti l'emicrania.

Rafforzando le basi del suo stile di vita con queste pratiche olistiche, alzerà la soglia dell'emicrania e reclamerà la libertà di vivere pienamente, senza essere ostacolato da attacchi debilitanti.

Preoccupazioni per la salute del suo cervello

Poiché l'emicrania è una condizione neurologica, le persone mi chiedono spesso se devono preoccuparsi della salute del loro cervello. Sebbene l'imaging cerebrale delle persone con emicrania possa talvolta rivelare alterazioni o lesioni, questi cambiamenti spesso non destano alcuna preoccupazione. A volte possono assomigliare a piccole alterazioni del flusso sanguigno, ma in genere non sono associate a un deterioramento cognitivo o a un aumento del rischio di ictus. Tuttavia, se è preoccupato per i risultati dell'imaging cerebrale legati alla sua emicrania, è consigliabile parlarne con un neurologo per una valutazione e una spiegazione adeguate.

È necessaria una scansione cerebrale se soffre di emicranie frequenti?

Sia che lei ritenga di aver bisogno di una TAC cerebrale, sia che il suo medico di base le abbia consigliato di sottoporsi a tale esame, è sempre meglio che ne parli con il suo medico. In genere, se le è stata diagnosticata l'emicrania, se è stato sottoposto a un normale esame fisico e se non ci sono altri sintomi allarmanti, come un'improvvisa e forte cefalea (comunemente nota come cefalea a tuono) o un nuovo mal di testa se ha più di 50 anni, la scansione cerebrale di solito non è necessaria.

Una breve nota sul mal di testa da abuso di farmaci

Fai attenzione al rischio di sviluppare mal di testa da uso eccessivo di farmaci se usi antidolorifici o triptani per l'emicrania per più di 15 giorni al mese per un periodo superiore a 3 mesi. Nella mia pratica clinica, vedo spesso lo sviluppo involontario di questo tipo di mal di testa, oltre alle emicranie già esistenti, a causa della quantità di antidolorifici utilizzati. Si prega di discuterne con il medico se ciò è rilevante per voi.

Punti chiave

Ora, rafforziamo le sue conoscenze e ricapitoliamo ciò che abbiamo trattato nel Capitolo 1:

- L'emicrania è una condizione neurologica distinta, non solo un forte mal di testa. Comporta una serie complessa di sintomi che vanno oltre il solo dolore alla testa.

- L'emicrania si manifesta spesso in fasi: predome, aura, attacco, postdrome, con una varietà di sintomi potenziali come disturbi sensoriali, nausea, affaticamento e difficoltà cognitive.

- Molti potenziali fattori scatenanti possono dare il via a un attacco di emicrania, tra cui i cambiamenti ormonali, lo stress, la mancanza di sonno, alcuni alimenti e gli stimoli sensoriali.

- Riconoscere i primi segnali di allarme e gestire tempestivamente i fattori scatenanti può aiutare a ridurre la gravità e la durata degli attacchi di emicrania.

- Anche se l'emicrania non è pericolosa per la vita, può avere un impatto significativo sulla vita quotidiana, e questo giustifica una valutazione medica adeguata e un piano di trattamento personalizzato.

- Un approccio olistico che affronti i fattori dello stile di vita, come il sonno, l'alimentazione, l'esercizio fisico e la gestione dello

- stress, integra il trattamento medico per un migliore controllo dell'emicrania.

- Comprendere la complessità dell'emicrania è fondamentale per una diagnosi corretta, per una gestione personalizzata e per migliorare il benessere delle persone colpite.

L'incertezza su quando la prossima emicrania potrebbe colpire può portare a una paura costante e a interrompere il lavoro, la famiglia e le responsabilità sociali. È importante comprendere l'impegnativo concetto di cefalee ed emicranie diverse per controllare il dolore, gestire correttamente e migliorare la qualità della vita.

*****

Il prossimo capitolo approfondirà l'elemento del sonno e i suoi effetti significativi sul suo benessere.

Capitolo 2:
I pilastri del sonno

Il sonno è uno degli aspetti fondamentali della salute del cervello. Migliorare la qualità e/o la durata del sonno è un ottimo modo per iniziare a costruire la resilienza cerebrale e prevenire l'emicrania.

In questo capitolo, esploriamo i fondamenti che costituiscono i pilastri del sonno. Dormire non significa fare una pausa, ma è un'attività necessaria che influenza notevolmente la nostra salute e il nostro benessere generale. Esploreremo perché il sonno è così importante, le sue diverse fasi e i fattori che possono migliorare o disturbare la qualità del sonno. Venga con noi a scoprire i segreti vitali per aiutarla a creare un ambiente sano per il sonno.

Capire le fasi del sonno

Potrebbe pensare che andare a letto sia facile come addormentarsi e svegliarsi la mattina dopo, ma c'è di più! Il sonno è un processo intricato, con diverse fasi, ognuna con la sua responsabilità nell'aiutare il suo corpo a guarire. Esistono principalmente due categorie di fasi del sonno: il sonno con movimento rapido degli occhi (REM) e il sonno con movimento non rapido degli occhi (NREM) (Pacheco & Singh, 2023). Queste fasi si alternano in cicli che durano circa un'ora e mezza ciascuno. Parliamo di queste fasi, in modo da avere un quadro più chiaro del loro funzionamento.

Diverse fasi del sonno

Il ciclo del sonno è composto da quattro fasi, che passano dal sonno NREM a quello REM nel corso della notte. Esploriamole (Harvard Health Publishing, n.d.):

- **Fase 1 - sonno NREM leggero:** Questa fase si verifica quando passiamo dall'essere svegli all'entrare in modalità sonno e dura fino a cinque minuti. La respirazione e la frequenza cardiaca diventano un po' più lente.

- **Fase 2 - Sonno NREM più profondo:** A questo punto, la temperatura corporea diminuisce e la frequenza cardiaca si riduce ulteriormente. Le sue onde cerebrali aumentano di frequenza, mostrando a volte rapidi scoppi. Anche i muscoli si rilassano maggiormente. Questa fase costituisce in genere oltre la metà del tempo di sonno degli adulti e si prolunga ad ogni ciclo di sonno.

- **Fase 3 - sonno NREM più profondo:** Svegliarsi da questa fase del sonno è la più difficile da fare. Durante questa fase, le funzioni del suo corpo sono al ritmo più lento. Questa fase in genere non dura più di 40 minuti al massimo, dopodiché il suo corpo passa all'ultima fase del sonno.

- **Fase 4-REM del sonno:** In questa fase, il suo cervello diventa più attivo e le sue onde cerebrali aumentano di frequenza, mostrando occasionalmente esplosioni di onde. Questa fase rappresenta in genere oltre la metà del tempo di sonno di un adulto e la sua durata aumenta ad ogni ciclo di sonno.

Durante le ultime due fasi del sonno, il suo corpo ripara i tessuti, rafforza le ossa e i muscoli e potenzia il sistema immunitario. Queste fasi aiutano il suo corpo a recuperare.

Una volta completate le fasi NREM e REM, il ciclo ricomincia. Questo avviene ogni 80-100 minuti circa. Nella maggior parte dei casi, si hanno circa quattro-sei cicli di sonno ogni notte e ci si può svegliare brevemente nel mezzo di questi cicli (NIH, 2022).

L'importanza di dormire

Migliorare il sonno è uno dei componenti chiave che ha aiutato molti dei miei pazienti, migliorando la loro resilienza cerebrale e riducendo la probabilità che i fattori scatenanti provochino l'emicrania.

Prima di concentrarci su sonno ed emicrania, scopriamo perché il sonno è così importante nella vita quotidiana. Il sonno è una gemma preziosa quando si tratta di rimanere in salute e sentirsi bene. È uno dei pilastri principali della salute, insieme al mangiare bene e al rimanere attivi, per mantenere in piedi la casa del suo corpo. Questi pilastri sono tutti collegati e importanti per mantenerci in salute.

Il sonno è fondamentale per la nostra salute emotiva. L'orologio interno del corpo, che controlla quando dormiamo e ci svegliamo, è collegato a molte funzioni importanti come la temperatura corporea, gli ormoni e il sistema immunitario. Se il nostro programma di sonno è disturbato, può aumentare il rischio di problemi cardiaci, disturbi metabolici e cancro.

Per tenere sotto controllo la nostra salute cerebrale e mentale, è necessario combinare approcci olistici che includano il sonno, l'attività fisica, il pensiero consapevole e la gestione delle emozioni. Quando non dormiamo come dovremmo, tutti questi altri fattori vengono influenzati in qualche modo.

Per sostenere la salute del cervello e prevenire la perdita di memoria con l'avanzare dell'età, un buon sonno è una delle cose fondamentali che possiamo fare per aiutare a mantenere il nostro cervello acuto e ridurre le probabilità di contrarre malattie come l'Alzheimer.

In breve, il sonno è un elemento importante per la nostra salute. Assicurarsi di dormire a sufficienza e di qualità può fare una grande differenza nel modo in cui ci sentiamo e nella nostra salute.

Il ruolo del sonno per la salute e il benessere generale

Il sonno non è semplicemente uno stato passivo; ha un compito importante da svolgere, come abbiamo stabilito nella sezione precedente. Ecco alcuni motivi chiave per cui un sonno di qualità è importante (Harvard Health Publishing, n.d.):

- **Salute metabolica:** Il sonno insufficiente è collegato all'aumento di peso, alla resistenza all'insulina e all'aumento del rischio di diabete e obesità.

- **Ripristino fisico:** Durante il sonno, il nostro corpo è impegnato nella riparazione dei tessuti, nella crescita e nel mantenimento del sistema immunitario. La mancanza di sonno può compromettere questi processi, determinando una maggiore vulnerabilità alle malattie.

- **Benessere cardiovascolare:** Un sonno insufficiente aumenta il rischio di malattie cardiache, ipertensione e ictus.

- **Funzione cognitiva:** Il sonno è essenziale per il consolidamento della memoria, l'apprendimento e la risoluzione dei problemi. Migliora la creatività, la concentrazione e le capacità decisionali.

- **Benessere emotivo:** Un sonno adeguato contribuisce alla stabilità dell'umore, alla resilienza emotiva e alla gestione dello stress. La privazione cronica del sonno può esacerbare l'ansia e la depressione.

- **Controlla l'infiammazione:** Il sonno aiuta a regolare l'infiammazione nell'organismo. L'infiammazione cronica è associata a diverse condizioni di salute.

Dormire aiuta a mantenere il cuore forte, a potenziare la memoria, a migliorare il funzionamento esecutivo, a gestire il peso, a sostenere il sistema immunitario e a promuovere il benessere emotivo. Questi benefici evidenziano l'importanza di rendere il sonno di qualità una priorità per il suo benessere (Stibich, 2023).

Sonno ed emicrania

Dando priorità all'igiene del sonno, stabilendo una routine di sonno coerente e garantendo una durata del sonno adeguata, può sostenere la sua salute generale e potenzialmente ridurre la frequenza e la gravità degli attacchi di emicrania. Un sonno adeguato dovrebbe essere considerato una componente essenziale di un piano di gestione dell'emicrania completo. Ecco perché.

Ritmo circadiano e regolarità

Il ritmo circadiano del suo corpo, o orologio interno, regola molti processi fisiologici, compresi i cicli sonno-veglia. Le interruzioni del ritmo circadiano possono scatenare l'emicrania o aggravarne i sintomi. Mantenere un programma di sonno regolare è fondamentale per la gestione dell'emicrania, in quanto aiuta a sincronizzare l'orologio interno del corpo e migliora la resistenza del suo cervello contro altri fattori scatenanti l'emicrania.

La relazione tra il ritmo circadiano e il sonno

I nostri cicli sonno-veglia e i livelli di vigilanza generale sono regolati da un sistema finemente sintonizzato (omeostasi). Quando questo delicato equilibrio viene alterato, il sistema cerca di rimediare e di ripristinare l'equilibrio.

Un attacco di emicrania potrebbe rappresentare un meccanismo di sovracompensazione estremo e anormale impiegato dal suo corpo per correggere questo squilibrio. Per esempio, se ha una carenza di sonno, un attacco di emicrania può costringerla a sdraiarsi in un ambiente buio e silenzioso, obbligandola a riposare. Questo potrebbe essere il bisogno del suo corpo di "spegnersi e resettarsi" temporaneamente a causa del sovraccarico sensoriale.

Capire il ritmo circadiano e la melatonina: per aiutarla a dormire meglio

Abbiamo parlato del ritmo circadiano come orologio interno del corpo che regola il ciclo sonno-veglia. Uno studio che ha rivisto sistematicamente gli studi passati sulla tempistica dell'emicrania ha dimostrato che le mattine tendono ad avere il picco di insorgenza più frequente (Poulsen et al., 2021), un modello che suggerisce che potrebbe esserci un meccanismo di temporizzazione legato al sonno o al ritmo circadiano del nostro corpo.

La mancanza di sonno è un noto fattore scatenante dell'emicrania, ma è interessante notare che anche un sonno eccessivo, come dormire durante il fine settimana, può provocare un attacco. Per alcune persone, le interruzioni del ciclo sonno-veglia dovute a orari di lavoro irregolari o al jet lag dovuto a un viaggio possono aumentare la probabilità di soffrire di emicrania, il che implica che sia il sonno che il sistema di temporizzazione circadiano svolgono un ruolo (Walker et al., 2020).

Poco prima di un attacco di emicrania, l'eccessiva sonnolenza è un sintomo comune (The Migraine Trust, n.d.-a). Al contrario, dopo un attacco, alcune persone possono provare una sensazione simile di estrema sonnolenza. È interessante notare che una buona notte di sonno può spesso alleviare o addirittura fermare un attacco di emicrania.

Il suo ritmo circadiano è influenzato da segnali ambientali, come la luce e il buio, ed è anche controllato dal rilascio di ormoni come la melatonina.

La melatonina è un ormone prodotto dalla ghiandola pineale nel cervello. Il suo rilascio è influenzato principalmente dall'intensità dell'esposizione alla luce. Quando fa buio, i livelli di melatonina aumentano naturalmente, segnalando al corpo che è ora di dormire. Al contrario, quando viene esposto alla luce intensa, e in particolare alla luce blu dei dispositivi elettronici, la produzione di melatonina viene soppressa, favorendo la veglia.

La relazione tra la melatonina e il ritmo circadiano è fondamentale per mantenere un ciclo sonno-veglia sano. Le interruzioni di questo ritmo, causate da schemi di sonno irregolari, dall'esposizione alla luce blu durante la notte o da altri fattori, possono influenzare il rilascio di melatonina e contribuire a disturbi del sonno, che sono noti fattori scatenanti dell'emicrania per molte persone.

Se fatica ad addormentarsi, l'assunzione di melatonina come integratore può aiutarla. È essenziale consultare il suo medico prima di iniziare qualsiasi integrazione, soprattutto se ha condizioni mediche preesistenti o se sta assumendo altri farmaci. Il medico può guidare il dosaggio e la tempistica appropriati degli integratori di melatonina, per garantire un uso sicuro ed efficace.

Eliminazione delle tossine e salute del cervello

Durante il sonno profondo, il cervello è sottoposto a un processo chiamato "clearance glinfatica", in cui i rifiuti metabolici e le tossine vengono espulsi. Un sonno inadeguato può compromettere questo processo di pulizia tanto necessario, portando all'accumulo di sostanze potenzialmente dannose.

Sia la cefalea a grappolo che l'emicrania sembrano implicare una certa disregolazione o anomalia del sonno REM, come fattore scatenante o conseguenza dei disturbi da cefalea. Le persone che soffrono di emicrania sperimentano più interruzioni durante la fase REM e schemi ciclici anormali rispetto alle persone sane. Nel complesso, questi risultati suggeriscono una potenziale disfunzione nelle reti del tronco encefalico responsabili della regolazione delle transizioni tra le fasi del sonno (Vgontzas & Pavlović, 2018).

Regolazione della glicemia

Il sonno svolge un ruolo importante nel controllo dei livelli di zucchero nel sangue e della sensibilità all'insulina. Variazioni frequenti della glicemia possono scatenare l'emicrania o peggiorare i sintomi esistenti. Un sonno adeguato aiuta a mantenere stabili i livelli di zucchero nel sangue, un aspetto essenziale delle strategie di prevenzione e gestione dell'emicrania.

Regolazione emotiva e resilienza allo stress

La privazione del sonno può influenzare la regolazione emotiva, aumentare i livelli di stress e ridurre la resistenza ai fattori scatenanti. Lo stress cronico e il disagio emotivo sono noti fattori scatenanti dell'emicrania per molte persone. Un sonno di qualità promuove il benessere emotivo, migliora i meccanismi di gestione dello stress e può aiutare a prevenire gli attacchi di emicrania scatenati da fattori psicologici.

Condizioni legate al sonno

Alcuni disturbi e condizioni del sonno possono influire sulla qualità del sonno: può essere utile parlarne con il suo medico curante se questo è un problema per lei. Alcuni comuni sono elencati di seguito.

Apnea del sonno

Caratterizzata da un'interruzione dell'apporto di ossigeno ai polmoni, l'apnea del sonno può derivare da un disturbo cerebrale (apnea centrale del sonno) o dal collasso delle vie respiratorie durante il riposo, un evento spesso legato al sovrappeso. I sintomi possono manifestarsi come russamento e mancanza d'aria nei momenti notturni; di conseguenza, questo potrebbe compromettere la qualità del sonno e indurre stanchezza diurna. Attraverso un pernottamento in un laboratorio del sonno o l'utilizzo di un dispositivo da portare a casa, la diagnosi può essere confermata. Le opzioni di trattamento comprendono la perdita di peso, l'uso di un apparecchio orale, l'intervento chirurgico per eliminare il tessuto in eccesso che ostruisce il flusso d'aria e, infine, l'applicazione di una macchina a pressione positiva continua delle vie aeree (CPAP) o l'uso del dispositivo impiantabile Inspire in determinate situazioni.

Sindrome delle gambe senza riposo (RLS)

Un'altra condizione comune (spesso non diagnosticata) che può disturbare il sonno e scatenare l'emicrania si manifesta con un costante tremore dei piedi o un eccessivo movimento delle gambe durante il sonno. Le carenze di ferro e di vitamina B12 possono aggravare la RLS. Uno studio del sonno e l'eliminazione di queste carenze fanno parte del processo di diagnosi. Se pensa di avere la RLS, prenda appuntamento con il suo medico per una valutazione.

Insonnia

L'insonnia - difficoltà ad addormentarsi o a mantenere il sonno - è un problema comune a molte persone che soffrono di emicrania. Ciò può essere dovuto a vari fattori, tra cui il dolore, l'ansia, lo stress e la depressione. Tuttavia, diverse terapie non farmacologiche possono aiutare a migliorare la qualità del sonno senza ricorrere ai farmaci. Consideri la possibilità di recarsi da uno specialista del sonno per una revisione se è gravemente colpito dall'insonnia.

Capire la luce blu: come gli schermi influiscono sul sonno e sul mal di testa

La luce blu è un tipo di luce che proviene dagli schermi di dispositivi come telefoni, tablet e computer. Quando guarda questi schermi, soprattutto di notte, può disturbare il naturale orologio del sonno del suo corpo e rendere difficile dormire bene.

Come la luce blu disturba il sonno

La luce blu può impedire al suo corpo di produrre melatonina. Può anche rendere il sonno meno riposante, riducendo il sonno profondo di cui il cervello ha bisogno per sentirsi riposato.

Luce blu e emicrania

Guardare troppo gli schermi, soprattutto prima di andare a letto, potrebbe aumentare la probabilità di avere mal di testa o emicranie. Questo potrebbe essere dovuto al fatto che la luce blu altera il ciclo del sonno del suo corpo e il modo in cui il cervello reagisce alla luce.

Modi per prevenire la sovraesposizione alla luce blu

- Cerchi di usare meno gli schermi, soprattutto prima di andare a letto.

- Utilizzi applicazioni o impostazioni sui suoi dispositivi che riducono la luce blu.

- Faccia una routine per andare a letto che non coinvolga gli schermi, come leggere un libro o ascoltare musica.

Facendo attenzione alla quantità di luce blu a cui è esposto, può migliorare il suo sonno e ridurre le probabilità di avere mal di testa o emicranie.

Come ottimizzare il sonno

Comprendere la connessione tra sonno ed emicrania è necessario per una gestione efficace e un trattamento olistico. Quasi tutti noi abbiamo lottato con il sonno in qualche momento. Purtroppo, quando si tratta di emicrania, questa storia del sonno è un po' più profonda. Le persone che soffrono di emicrania sono molto più inclini a incontrare problemi legati al sonno. Per esempio, l'insonnia colpisce la metà o i tre quarti delle persone con dolore persistente e disturbi da cefalea come l'emicrania. Inoltre, la qualità del sonno è strettamente associata a specifici tipi di mal di testa, come la cefalea ipnica e a grappolo (American Migraine Foundation, 2022).

Cosa c'è dietro a tutto questo? Il ritmo circadiano guida il nostro ciclo sonno-veglia di 24 ore (Reddy et al., 2023). Alcuni pazienti affetti da emicrania presentano cambiamenti nei biomarcatori che influenzano il ciclo del sonno, tra cui il cortisolo durante il giorno e la melatonina durante la notte. Questo potrebbe essere un motivo per cui sono più suscettibili alle interruzioni dei loro schemi del sonno.

La notizia positiva è che può migliorare il suo ciclo sonno-veglia sviluppando delle routine salutari, come andare a letto coerentemente a orari prestabiliti, esporsi alla luce del sole al mattino e astenersi dall'uso di schermi (come televisori, tablet, computer portatili e telefoni cellulari) prima di dormire.

Parliamo di come può migliorare il suo ambiente di sonno e la sua routine notturna per un sonno migliore.

Migliorare l'ambiente e la routine del sonno

Il miglioramento della qualità del sonno inizia con la creazione dell'ambiente giusto e l'osservanza di una routine. Stabilire abitudini di sonno sane, note come igiene del sonno, è fondamentale per migliorare la qualità del suo sonno. Queste pratiche prevedono la definizione di un orario di coricamento e di sveglia coerente ogni giorno. Questo aiuta a regolare l'orologio interno del suo corpo, rendendo più facile addormentarsi e svegliarsi in modo naturale. Ecco alcuni consigli per aiutarla a riposare meglio:

Creare un ambiente favorevole al sonno

La sua camera da letto dovrebbe essere tranquilla, buia e mantenuta ad una temperatura confortevole. Questo può indicare al suo corpo che è ora di dormire. Investa in un materasso e in cuscini confortevoli: un materasso adeguato può fare una grande differenza nel suo modo di dormire.

Evitare gli schermi e le attività stimolanti prima di andare a letto può anche aiutare a preparare il suo corpo al sonno.

Quando i pazienti con emicrania incorporano queste terapie non farmacologiche nella loro routine, possono migliorare la qualità del sonno e il benessere generale senza ricorrere eccessivamente ai farmaci.

Seguire un programma di sonno regolare

La coerenza è fondamentale. Molti emicranici traggono beneficio dal mantenere un programma di sonno costante, anche nei fine settimana. Anticipare il sonno extra nei fine settimana può portare a una delusione per alcuni; potrebbero scatenare un'emicrania dormendo fino a tardi.

Se si accorge di aver bisogno di riposare di più, prenda in considerazione l'idea di fare un breve sonnellino nel pomeriggio, ma non oltre un'ora. Dormire fino a tardi e provare un improvviso sollievo dallo stress costante della settimana sono due cause comuni degli attacchi di emicrania del fine settimana. Cerchi di andare a letto e di svegliarsi alla stessa ora ogni giorno. Questo può aiutare a controllare l'orologio del suo corpo.

Limitare il tempo dello schermo prima di andare a letto

Abbiamo parlato di come la luce blu degli schermi possa interrompere la produzione di melatonina da parte del suo corpo. Cerchi di limitare il tempo trascorso allo schermo prima di andare a letto, oppure utilizzi dei filtri per la luce blu sui suoi dispositivi. Idealmente, evitare del tutto l'uso di gadget elettronici nella sua camera da letto è l'approccio migliore.

Migliorare le sue abitudini di vita

Sebbene i farmaci possano fornire una certa forma di sollievo dall'emicrania, apportare cambiamenti allo stile di vita è una parte altrettanto importante della gestione di questa condizione. Semplici modifiche alle sue abitudini e routine quotidiane possono avere un effetto positivo sulla riduzione della frequenza e della gravità dell'emicrania. Gestendo fattori come il sonno, lo stress, la dieta e l'esercizio fisico, sarà meglio equipaggiato per tenere a bada l'emicrania e migliorare il suo benessere generale. Esploriamo alcune strategie di vita efficaci per migliorare il sonno.

Terapie cognitivo-comportamentali (CBT)

La CBT è un tipo di terapia che si concentra sul cambiamento dei modelli di pensiero e dei comportamenti negativi che possono contribuire all'insonnia. Può aiutare le persone che soffrono di emicrania a identificare e ad affrontare le cause sottostanti alle loro difficoltà di sonno, portando a un miglioramento della qualità del sonno nel tempo.

Rimedi naturali

È stato dimostrato che alcuni rimedi naturali favoriscono un sonno migliore in chi soffre di emicrania. Il magnesio, ad esempio, è un minerale che aiuta il rilassamento muscolare e può migliorare la qualità del sonno. Le tisane come la camomilla o la valeriana possono aiutare a favorire il rilassamento e a migliorare la qualità del sonno. La melatonina, come già detto, è un ormone che aiuta a regolare i cicli sonno-veglia e può essere utile per migliorare il sonno in chi soffre di emicrania. Può anche prendere in considerazione l'assunzione di pistacchi, come fonte alimentare naturale di melatonina. Tuttavia, parli con un operatore sanitario prima di iniziare qualsiasi regime di integrazione.

Pratica le tecniche di rilassamento

La respirazione profonda, la meditazione o il rilassamento muscolare progressivo possono aiutare a ridurre lo stress e a favorire un sonno migliore. Scopra una ricchezza di risorse per la mindfulness nei miei libri, completi di audioguide per una migliore esperienza. Per ulteriori dettagli, consulti l'Appendice alla fine di questo libro.

Provi a incorporare queste tecniche nella sua routine a letto. Le tecniche di visualizzazione e di immaginazione guidata prevedono la concentrazione su immagini calmanti e positive per aiutare a rilassare la mente e il corpo. Queste tecniche possono essere particolarmente utili per le persone che soffrono di emicrania e che soffrono di ansia o stress che possono contribuire all'insonnia. Parleremo di queste tecniche di rilassamento in modo più dettagliato nel Capitolo 5, quando parleremo della gestione dello stress.

Si concentri sull'alimentazione per il sonno

Gli alimenti ricchi di triptofano, come il tacchino, i latticini e le noci, possono favorire un sonno ristoratore. Il triptofano è un aminoacido che aiuta il corpo a produrre serotonina, un neurotrasmettitore che regola il sonno. Anche gli alimenti ricchi di magnesio, come le verdure a foglia e le noci, possono aiutarla a rilassarsi e a migliorare la qualità del sonno.

È fondamentale astenersi dal consumare caffeina, pasti abbondanti e alcol prima di andare a letto. Queste sostanze possono disturbare i suoi schemi del sonno e rendere più difficile addormentarsi.

Fare esercizio fisico regolare

Fare attività fisica regolare durante il giorno può aiutare a regolare il ciclo sonno-veglia del suo corpo, migliorando la qualità generale del sonno notturno (CDC, 2022).

Incorporando queste pratiche di igiene del sonno nella sua routine quotidiana, può migliorare la qualità del suo sonno e svegliarsi ogni giorno rinfrescato e ringiovanito. Queste pratiche non solo migliorano la qualità del suo sonno, ma contribuiscono anche al suo benessere generale.

Punti chiave

- **Perché il sonno è importante:** Il sonno è super importante per la sua salute. Aiuta il suo corpo a guarire, mantiene il cuore forte, potenzia la memoria, gestisce il peso, sostiene il sistema immunitario e mantiene stabile l'umore.

- **Sonno ed emicrania:** Mantenere un programma di sonno regolare e affrontare i problemi del sonno, come l'apnea notturna e la sindrome delle gambe senza riposo, può aiutare a ridurre la frequenza delle sue emicranie. Se ha problemi a dormire, ci sono modi per migliorare il suo sonno senza farmaci.

- **Ritmo circadiano:** I ritmi circadiani disturbati da schemi di sonno irregolari, lavoro a turni o jet lag possono scatenare l'emicrania. Mantenere un programma di sonno-veglia coerente aiuta ad allineare l'orologio interno del corpo.

- **Melatonina, magnesio e altri rimedi naturali:** La melatonina è un ormone che aiuta a capire quando dormire e svegliarsi. L'assunzione di melatonina, magnesio e altri rimedi naturali può aiutarla a dormire meglio e potrebbe persino ridurre la frequenza delle emicranie.

- **Luce blu e sonno:** La luce blu degli schermi può disturbare il sonno e aumentare la probabilità di avere mal di testa o emicranie. Cerchi di usare meno gli schermi prima di andare a letto per migliorare il suo sonno.

- **Consigli per dormire meglio:** Creare un ambiente di sonno tranquillo, rispettare un programma di sonno regolare, limitare il tempo di visione prima di andare a letto, praticare tecniche di rilassamento e mangiare cibi che aiutano a dormire meglio. Queste abitudini possono migliorare il suo sonno e ridurre la frequenza delle emicranie.

Per concludere, dare priorità alle buone abitudini del sonno è fondamentale, perché può aiutare a prevenire l'emicrania e a migliorare il suo benessere generale.

*****

Poi vedremo come l'attività fisica, compresi gli esercizi come lo yoga, può giocare un ruolo nell'alleviare l'emicrania.

potenzia la memoria, gestisce il peso, sostiene il sistema immunitario e mantiene stabile l'umore.

- **Sonno ed emicrania:** Mantenere un programma di sonno regolare e affrontare i problemi del sonno, come l'apnea notturna e la sindrome delle gambe senza riposo, può aiutare a ridurre la frequenza delle sue emicranie. Se ha problemi a dormire, ci sono modi per migliorare il suo sonno senza farmaci.

- **Ritmo circadiano:** I ritmi circadiani disturbati da schemi di sonno irregolari, lavoro a turni o jet lag possono scatenare l'emicrania. Mantenere un programma di sonno-veglia coerente aiuta ad allineare l'orologio interno del corpo.

- **Melatonina, magnesio e altri rimedi naturali:** La melatonina è un ormone che aiuta a capire quando dormire e svegliarsi. L'assunzione di melatonina, magnesio e altri rimedi naturali può aiutarla a dormire meglio e potrebbe persino ridurre la frequenza delle emicranie.

- **Luce blu e sonno:** La luce blu degli schermi può disturbare il sonno e aumentare la probabilità di avere mal di testa o emicranie. Cerchi di usare meno gli schermi prima di andare a letto per migliorare il suo sonno.

- **Consigli per dormire meglio:** Creare un ambiente di sonno tranquillo, rispettare un programma di sonno regolare, limitare il tempo di visione prima di andare a letto, praticare tecniche di rilassamento e mangiare cibi che aiutano a dormire meglio. Queste abitudini possono migliorare il suo sonno e ridurre la frequenza delle emicranie.

Per concludere, dare priorità alle buone abitudini del sonno è fondamentale, perché può aiutare a prevenire l'emicrania e a migliorare il suo benessere generale.

*****

Poi vedremo come l'attività fisica, compresi gli esercizi come lo yoga, può giocare un ruolo nell'alleviare l'emicrania.

Capitolo 3:
Esercizio fisico per alleviare l'emicrania

Vivere con l'emicrania può essere una montagna russa. Nonostante gli alti e bassi, molte persone sono determinate a non lasciare che l'emicrania prenda il sopravvento sulla loro vita o impedisca loro di rimanere in salute. Capire e gestire l'emicrania è fondamentale, e aggiungere l'esercizio fisico alla sua routine può essere un ottimo modo per sostenere la salute del cervello e gestire l'emicrania.

L'esercizio fisico è considerato una componente chiave di uno stile di vita sano, che offre numerosi benefici sia per il corpo che per la mente. Ma per coloro che soffrono di emicrania, il rapporto con l'esercizio fisico può essere piuttosto complicato. Mentre è stato dimostrato che l'attività fisica regolare riduce la frequenza e l'intensità delle emicranie per alcuni, altri trovano che alcuni tipi di esercizio possono scatenare o peggiorare i loro sintomi.

In questo capitolo, approfondiremo il ruolo dell'esercizio fisico nella gestione dell'emicrania, esplorando i potenziali vantaggi, i fattori scatenanti comuni e gli approcci migliori per integrare l'esercizio fisico nella sua routine di cura dell'emicrania. Imparando come l'esercizio fisico può avere un impatto sull'emicrania, potrà fare scelte informate per la sua routine fisica, per migliorare il suo benessere generale.

L'esercizio fisico aiuta a combattere l'emicrania?

Aggiungere l'esercizio fisico alla sua routine potrebbe essere un approccio vantaggioso per gestire i sintomi e ridurre la frequenza degli attacchi. Anche se i risultati delle ricerche possono variare, esistono prove a sostegno dell'inclusione di un esercizio fisico da lieve a moderato come parte di un piano completo per il trattamento dell'emicrania.

I benefici dell'esercizio fisico aerobico per l'emicrania

Fare attività fisica fa parte della salute e per le persone che soffrono di emicrania può fare davvero la differenza. Le ultime Linee Guida sull'Attività Fisica per gli Americani del Dipartimento della Salute e dei Servizi Umani degli Stati Uniti (HHS, 2018) consigliano che l'esercizio fisico aerobico regolare è benefico per tutti, anche per chi soffre di emicrania.

L'esercizio fisico è un'alternativa per il trattamento preventivo dell'emicrania, se non si traggono benefici dai farmaci o se, per qualche motivo, non si possono assumere o si preferisce non assumere i farmaci quotidianamente. (Varkey et al., 2011). Combinare l'esercizio fisico con le altre strategie di stile di vita descritte in questo libro è una ricetta vincente per sconfiggere l'emicrania.

L'enfasi sull'esercizio fisico deriva dal suo impatto sui meccanismi di elaborazione del dolore. Quando si fa esercizio, il corpo rilascia endorfine, che funzionano come antidolorifici naturali.

Impegnarsi in un regolare esercizio aerobico potrebbe determinare una diminuzione della frequenza degli episodi di emicrania, oltre a ridurre i livelli di dolore (Lemmens et al., 2019). Attività come il ciclismo e la camminata possono essere più adatte alle persone con emicrania rispetto agli esercizi ad alta intensità che prevedono la costruzione di muscoli (Amin et al., 2018).

L'esercizio fisico può scatenare attacchi di emicrania?

È possibile. Secondo uno studio (Koppen & Van Veldhoven, 2013), circa il 38% delle persone che hanno avuto almeno due emicranie al mese ha riferito di aver avuto attacchi di emicrania provocati dall'esercizio fisico. Lo studio ha rilevato che l'esercizio fisico ad alta intensità era il tipo di attività più comune riferita dai partecipanti. Tuttavia, lo studio non ha esaminato se la sostituzione di altri tipi di attività potesse ridurre la frequenza di queste emicranie.

Alcune persone possono soffrire di mal di testa indotto dall'esercizio fisico o di mal di testa da sforzo durante lo svolgimento di attività fisiche. L'esercizio fisico è progettato per aumentare la frequenza cardiaca e la pressione sanguigna, contribuendo ai suoi effetti.

Questi mal di testa si distinguono dalle altre emicranie perché sono tipicamente scatenati dall'esercizio fisico e si verificano durante o dopo lo sforzo. Possono persistere per una durata variabile, da cinque minuti a due giorni, e sono più frequenti nei climi caldi o ad altezze elevate. È importante escludere qualsiasi condizione medica che possa causare questo tipo di mal di testa.

Per queste persone, raccomando di rimanere attivi con movimenti dolci, come camminare, e non durante il picco di un attacco di emicrania, ma tra un episodio e l'altro.

È sicuro allenarsi durante l'emicrania?

La risposta varia a seconda delle circostanze, dei piani di trattamento e dei consigli medici. In genere, se il dolore dell'emicrania è intenso, è consigliabile rimandare i piani di esercizio fisico.

Se soffre di mal di testa durante l'attività fisica, è bene che si rivolga a un medico per assicurarsi che non ci siano problemi di salute che potrebbero essere la causa di questi mal di testa. Se il mal di testa peggiora quando fa esercizio fisico, si raccomanda di tenere sotto controllo la pressione sanguigna durante e dopo l'attività fisica. Questo è fondamentale perché l'ipertensione arteriosa non trattata può manifestare i suoi sintomi durante l'attività fisica, ed è un aspetto da rivedere con il suo medico curante o con uno specialista dell'esercizio fisico.

Esercitarsi in modo sicuro

Per allenarsi in modo sicuro ed evitare il mal di testa, è necessario prendere delle precauzioni durante e dopo l'attività fisica. Ecco alcuni consigli utili per mantenersi sicuri e sani durante l'attività fisica.

- **Alimentare il corpo:** Per coloro che sono inclini a subire un calo eccessivo di zuccheri nel sangue durante l'esercizio, faccia uno spuntino o un pasto leggero che includa carboidrati, proteine e grassi da una a quattro ore prima dell'esercizio. Per esempio, prenda in considerazione uno yogurt greco con frutti di bosco o un panino con burro di arachidi e banana. Inoltre, si ricordi di consumare un pasto con carboidrati e proteine dopo l'allenamento.

- **Rimanga idratato:** Bere acqua prima, durante e dopo l'allenamento è essenziale per il benessere generale e la prevenzione del mal di testa. Se svolge attività di resistenza che durano più di un'ora, pensi a idratarsi con una bevanda con aggiunta di minerali.

- **Preparazione e recupero:** Prima di iniziare l'allenamento, riscaldi il corpo per almeno tre-cinque minuti con attività come la camminata o lo stretching dinamico. Dopo la sessione di allenamento, dedichi circa cinque minuti a fare stretching per aiutare la frequenza cardiaca e la pressione sanguigna a tornare alla normalità.

- **Scelga con cura i suoi esercizi:** Faccia attenzione alle attività che svolge, perché alcune possono essere più probabili di altre per scatenare l'emicrania. Impegnarsi in attività come ciclismo, yoga, jogging, passeggiate e stretching è stato associato a una riduzione della frequenza degli episodi di emicrania per ciclo mensile.

Esploriamo le linee guida dell'esercizio aerobico che la aiuteranno prima di chiudere questo capitolo. Inoltre, nel prossimo capitolo, esamineremo i benefici delle routine di stretching yoga e di altri esercizi fisici mirati ad alleviare il dolore e lo stress, per fornirle una strategia per gestire il suo mal di testa attraverso l'esercizio fisico.

Esercizio fisico per l'emicrania: Linee guida e raccomandazioni

Ecco alcuni consigli importanti su come includere l'esercizio fisico nella sua routine, per aiutarla a gestire meglio l'emicrania.

Linee guida per l'esercizio aerobico

- **Frequenza:** Cerchi di praticare un'attività di livello moderato per circa 2,5-5 ore alla settimana, oppure opti per esercizi aerobici di intensità vigorosa per circa 1,25-2,5 ore alla settimana (U.S. Department of Health and Human Services, 2023).

- **Intensità:** Gli allenamenti aerobici possono variare di intensità, dalla camminata leggera alle attività più vigorose come la corsa o il jogging.

- **Durata:** Cerchi di incorporare questa attività nella sua routine, puntando a svolgerla nella maggior parte dei giorni.

Raccomandazioni aggiuntive

Come già detto, è stato dimostrato che l'attività fisica regolare riduce la frequenza e l'intensità dell'emicrania in alcuni individui. L'esercizio fisico può anche aiutare a migliorare l'umore, a ridurre i livelli di stress e a promuovere il benessere generale, tutti fattori che possono essere utili per la gestione dell'emicrania.

Oltre all'esercizio aerobico, includa attività di equilibrio e stretching per migliorare la flessibilità e allenamenti di rafforzamento muscolare rivolti ai grandi gruppi muscolari due o più volte alla settimana. L'Organizzazione Mondiale della Sanità (OMS, 2011) raccomanda che l'attività aerobica sia svolta in sessioni di 10 minuti prima di fare una pausa, e raccomanda inoltre la stessa durata di attività aerobiche settimanali ed esercizi di forza per i principali gruppi muscolari due volte alla settimana.

L'allenamento della forza va oltre il semplice sviluppo dei muscoli; si tratta di migliorare la sua salute generale. Quando fa regolarmente esercizi di forza, non solo diventa più forte, ma aumenta anche la sua massa muscolare magra. Questo aumento muscolare è fondamentale per migliorare la sua salute metabolica, che approfondiremo nel Capitolo 8 di questo libro.

Per gli adulti più anziani, la raccomandazione è di almeno 2,5 ore di esercizio aerobico di intensità moderata e 2 giorni di rafforzamento muscolare alla settimana (U.S. Department of Health and Human Services, 2023). Se le sono state diagnosticate altre condizioni croniche, è meglio consultare prima il suo medico.

Prima di iniziare qualsiasi programma di esercizio, soprattutto se ha problemi di salute, consulti il suo medico. Inizi con attività piccole e gestibili e aumenti gradualmente l'intensità e la durata man mano che aumenta il suo livello di forma fisica. Si concentri su attività che le piacciono, come camminare, andare in bicicletta o ballare, per rendere l'esercizio più piacevole e sostenibile.

Esercizio moderato vs. esercizio ad alta intensità

L'esercizio a moderata intensità consente di mantenere una conversazione durante l'attività, mentre l'esercizio ad alta intensità è più impegnativo e può consentire solo poche parole prima di dover riprendere fiato.

L'allenamento a intervalli ad alta intensità (HIIT) è un ottimo modo per migliorare la forma cardiovascolare in poco tempo, ma faccia attenzione a non esagerare. È meglio evitarlo durante gli attacchi di emicrania.

Durata e intensità

Impegnarsi in brevi momenti di attività fisica durante la giornata può portare a miglioramenti sostanziali della salute. Cerchi di raggiungere una frequenza cardiaca pari a circa il 60% della sua frequenza cardiaca massima per l'esercizio a intensità moderata e fino all'80-90% per l'esercizio ad alta intensità, a seconda del suo livello di forma fisica (Harvard Health Publishing, 2023).

Esempi di esercizi aerobici

L'aerobica, la camminata, la bicicletta, l'escursionismo, la danza, il canottaggio e il giardinaggio sono tutte forme eccellenti di esercizio aerobico. Suddividere gli allenamenti aerobici in sessioni di 10 minuti durante la giornata può produrre notevoli benefici cardiovascolari.

In conclusione, l'esercizio aerobico regolare, insieme ad altri tipi di attività fisica, può essere benefico per le persone con emicrania. Consulti il suo medico curante prima di iniziare un nuovo programma di esercizi, e si ricordi di iniziare lentamente e di aumentare gradualmente l'intensità e la durata, man mano che si sente più a suo agio.

Yoga e altri esercizi somatici

Gestire lo stress è una misura precauzionale importante per tenere a freno l'emicrania. Partecipando a esercizi mente-corpo come lo yoga e ad altri esercizi somatici come il pilates, il tai chi e lo stretching quotidiano, contribuirà a ridurre l'emicrania e la cefalea tensiva liberando la tensione muscolare cronica.

Nell'ambito di un approccio sanitario olistico, l'esecuzione di queste pratiche di movimento consapevole promuoverà il suo benessere in molti modi diversi.

È stato riconosciuto che lo yoga aiuta a trattare l'emicrania e a ridurne la frequenza e l'intensità. Aiuta ad alleviare l'emicrania rilassando i muscoli contratti, promuovendo un senso di calma e migliorando la circolazione sanguigna. Inoltre, quando lo yoga viene eseguito come pratica di movimento consapevole, offre i benefici aggiuntivi della consapevolezza. Questo aspetto dello yoga incoraggia la consapevolezza del momento presente, che può aiutare a ridurre lo stress e a migliorare il benessere generale, entrambi fattori che aiutano a gestire l'emicrania.

Alcune posizioni yoga sono utili per alleviare la tensione nel collo, nelle spalle e nella schiena, aree spesso colpite dall'emicrania. Se combinate con tecniche di respirazione profonda (chiamate pranayama), possono aiutare a diminuire lo stress, calmando l'ANS ed evitando così l'emicrania. Parleremo di yoga, meditazione e respirazione profonda in modo più dettagliato nel prossimo capitolo. Per prima cosa, diamo un'occhiata ad alcuni esercizi somatici di base per alleviare l'emicrania.

Esercizi somatici per alleviare l'emicrania

Gli esercizi somatici possono alleviare l'emicrania e il mal di testa, aiutandola a rilassarsi, a ridurre lo stress e a migliorare il suo benessere generale. Ecco alcuni esercizi somatici da provare:

- **Meditazione di scansione del corpo:** Si sdrai e controlli il suo corpo per individuare eventuali tensioni o stress, concentrandosi su un'area alla volta. Si prenda un momento per sentire se c'è qualche tensione. Se ne trova, provi a lasciar andare la tensione e a concedere a quella parte del corpo un po' di relax. E si ricordi che, proprio come la testa, anche le dita dei piedi hanno bisogno di una pausa ogni tanto!

- **Messa a terra:** Utilizzi il metodo di coping 5-4-3-2-1. Si guardi intorno e nomini cinque cose che vede, tocchi quattro cose, ascolti tre suoni, senta due profumi e assaggi una cosa.

- **Respirazione a farfalla auto-rilassante:** faccia un respiro profondo attraverso il naso e batta delicatamente le mani sulle braccia, una dopo l'altra. Abbracci la calma fluttuante!

- **Respirazione focalizzata sull'espirazione prolungata:** alcune tecniche di respirazione che enfatizzano l'espirazione possono aiutare a riequilibrare il suo sistema nervoso centrale

(ANS), che regola molte funzioni corporee automatiche come la frequenza cardiaca, la digestione e anche i processi di emicrania. Durante un attacco di emicrania, il lato simpatico "combatti o fuggi" dell'ANS va in overdrive. Le espirazioni prolungate possono stimolare il sistema parasimpatico "riposa e digerisci" per contrastarlo.

- **Il metodo di respirazione 4-3-7:** Inspiri attraverso il naso per un conteggio di 4, trattenga per 3 secondi, quindi espiri lentamente per un conteggio di 7. L'espirazione prolungata aiuta ad attivare il nervo vago, che va dal tronco encefalico attraverso il corpo, distribuendo segnali parasimpatici.

- **Respirazione sospirata ciclica:** inizi con un'inspirazione lunga e lenta attraverso il naso. Poi emette un sospiro e un'espirazione udibile, spingendo fuori consapevolmente tutta l'aria. Cerchi di fare espirazioni più lunghe rispetto all'inspirazione. Ripeta questo ciclo di inspirazione-sospiro-espirazione per alcuni minuti. Le espirazioni con sospiro attingono al suo naturale meccanismo fisiologico di sospiro per innescare il rilassamento del sistema nervoso.

Fare di questi esercizi un'abitudine regolare può aiutare a controbilanciare la disregolazione autonomica legata all'emicrania nel tempo. Anche pochi cicli durante un attacco possono dare sollievo attivando le vie parasimpatiche che calmano l'emicrania. Con la pratica, queste tecniche consapevoli possono diventare un prezioso strumento di gestione dell'emicrania.

Tratteremo meglio lo yoga e il lavoro sul respiro nel Capitolo 5.

Esercizio e attività fisica: Attuazione

Sulla base di quanto abbiamo discusso in questo capitolo, ecco alcuni consigli pratici per aiutarla a implementare il movimento nella sua routine.

- **Esercizio aerobico regolare:** Pratichi regolarmente un'attività fisica aerobica, come camminare, andare in bicicletta, nuotare o fare jogging leggero. L'attività aerobica può aiutare a ridurre la frequenza e la gravità dell'emicrania.

- **Esercizi di rafforzamento:** Incorporare nella sua routine esercizi di rafforzamento come l'allenamento con i pesi o gli esercizi con il peso corporeo. La costruzione della forza muscolare può migliorare la postura e ridurre la tensione muscolare.

- **Pratiche mente-corpo:** Provi le pratiche mente-corpo come lo yoga, il pilates o il tai chi, che combinano i movimenti fisici con il lavoro sul respiro e la consapevolezza.

- **App di monitoraggio dell'attività:** utilizzi le app e i dispositivi indossabili per monitorare i suoi livelli di esercizio, fissare gli obiettivi e rimanere motivato.

- **Video/classi di allenamento:** Approfitti dei video di allenamento online o delle lezioni per sessioni di esercizio guidate.

Mantenere una routine di esercizio fisico coerente che incorpori una varietà di attività aerobiche, di allenamento della forza e di attività mente-corpo può essere una strategia efficace per la gestione dell'emicrania.

Punti chiave

- **Esercizio fisico ed emicrania:** Non pensi di dover evitare l'esercizio fisico solo perché soffre di emicrania. Con alcune strategie intelligenti, essere fisicamente attivi può effettivamente aiutare a gestire i sintomi.

- **Esercizi aerobici a basso impatto:** Camminare, andare in bicicletta e nuotare sono opzioni che favoriscono l'emicrania e possono ridurre la frequenza e la gravità degli attacchi nel tempo.

- **Allenamenti ad alta intensità:** Sebbene gli allenamenti vigorosi possano scatenare l'emicrania in alcune persone, non escluda del tutto questo tipo di esercizio. Si avvicini gradualmente alla sua routine di esercizi per trovare i suoi limiti personali.

- **Rispettare i segnali del suo corpo:** Durante un attacco di emicrania, ascolti il suo corpo. Spingersi oltre l'esercizio fisico intenso potrebbe potenzialmente peggiorare la situazione, quindi si riposi e si idrati.

- **Yoga, stretching e pratiche mente-corpo:** Si tratta di armi segrete per attenuare la tensione muscolare e calmare il chiacchiericcio interiore che spesso accompagna l'emicrania.

- Una **routine di allenamento costante:** Non si tratta solo di emicrania: è un investimento nel suo benessere fisico e mentale generale, potenzialmente in grado di aumentare la sua capacità di recupero.

- **Sia paziente e prenda appunti**: Documenta quali tipi di esercizio fisico aiutano o aggravano le sue emicranie. Potrebbe essere necessario fare qualche esperimento, ma potrà trovare la magica combinazione di attività per migliorare la sua qualità di vita.

La chiave è sintonizzarsi sui segnali del suo corpo, mantenere una mente aperta e creare un approccio all'esercizio fisico che funzioni per lei, non contro di lei, nel suo percorso di emicrania. Non lasci che l'emicrania le impedisca di muoversi!

*****

Nel prossimo capitolo, esploreremo l'affascinante connessione tra l'intestino e il cervello e il modo in cui questa relazione influisce sulla salute e sul benessere generale.

Capitolo 4:
Il rapporto tra intestino e cervello

Ha mai avuto la sensazione che l'intestino e il cervello siano in qualche modo collegati? Ebbene, si scopre che lo sono - e questa connessione è particolarmente importante quando si tratta di emicrania.

Pensi al suo intestino e al suo cervello come a due migliori amici che chiacchierano sempre tra loro. Usano cose come le sostanze chimiche chiamate neurotrasmettitori, i batteri dell'intestino e persino gli ormoni dello stress per comunicare avanti e indietro. Piuttosto bello, vero?

I soggetti emicranici spesso presentano anche problemi gastrointestinali come diarrea, costipazione, bruciore di stomaco, sindrome dell'intestino irritabile (IBS), infezioni gastriche, malattia infiammatoria intestinale o celiachia. Questi problemi legati all'intestino suggeriscono un potenziale legame tra l'emicrania e la disfunzione del sistema digestivo, implicando che quando l'intestino non funziona in modo ottimale, anche il cervello potrebbe risentirne (Spekker & Nagy-Grócz, 2023).

E senta questa: alcune ricerche suggeriscono che l'assunzione di probiotici (i batteri buoni che mantengono sano l'intestino) potrebbe aiutare a ridurre la frequenza e la gravità delle emicranie (Spekker & Nagy-Grócz, 2023). È come dare al suo amico intestinale un piccolo rinforzo per aiutarlo a comunicare meglio con il suo amico cervello.

Comprendere questa stretta amicizia tra l'intestino e il cervello può aiutarla a trovare modi migliori per trattare e gestire l'emicrania. Scoprendo come mantenere questa linea di comunicazione senza intoppi, potremmo persino essere in grado di sviluppare nuove strategie per prevenire o ridurre i dolorosi attacchi di emicrania.

Quindi, la prossima volta che avrà un'emicrania, si ricordi che non è solo il suo cervello a non essere in ordine: anche il suo intestino potrebbe avere un ruolo. Prendersi cura di entrambi gli amici potrebbe essere la chiave per sentirsi meglio.

Il microbioma intestinale e l'emicrania

Probabilmente avrà sentito parlare di tutti quei piccoli batteri che vivono nel suo intestino... stiamo parlando di trilioni di batteri! Ebbene, è emerso che avere il giusto equilibrio di queste creature microscopiche è super importante, soprattutto quando si tratta di emicrania.

Quando la miscela di batteri non è in linea, è come avere un gruppo di ospiti indisciplinati che iniziano a causare problemi. Questo squilibrio, chiamato disbiosi, è stato collegato ad attacchi di emicrania più frequenti e gravi.

Alcune specie di batteri possono produrre molecole infiammatorie che potrebbero scatenare l'emicrania in alcune persone, mentre altri tipi di batteri possono influenzare i livelli di sostanze chimiche del cervello chiamate neurotrasmettitori. Come avrà intuito, quando queste sostanze non sono in equilibrio, l'emicrania può bussare alla sua porta.

La ricerca in merito è piuttosto affascinante. Gli studi hanno scoperto che il microbioma intestinale (il mix di tutti i batteri) delle persone con emicrania è molto diverso da quello delle persone che non soffrono di emicrania (Spekker & Nagy-Grócz, 2023). È come se il loro intestino ospitasse una serie completamente diversa di piccoli inquilini!

Quindi, se il suo microbioma intestinale non è a posto, potrebbe essere predisposto ad altre emicranie. Prendersi cura di questo ecosistema interno è un modo importante per evitare che la testa le scoppi.

Ora, non sfratti ancora tutti i suoi batteri intestinali! L'obiettivo è farli vivere di nuovo in una comunità equilibrata e armoniosa. Parleremo di come farlo un po' più avanti. Ma prima, esaminiamo un altro pezzo del puzzle intestino-cervello.

Il ruolo della dieta e dei probiotici

Ok, ora che sappiamo quanto sia importante avere un microbioma intestinale equilibrato, parliamo di ciò che può mangiare per mantenere felici quei piccoli inquilini!

Gli alimenti nutrienti supportano un ambiente intestinale sano

Gli alimenti che sceglie di mangiare hanno un impatto enorme sui tipi di batteri che si insediano nel suo intestino. È necessario fornire le cose buone che permettono ai batteri benefici di prosperare, piuttosto che il contrario.

Alcuni alimenti agiscono come fertilizzanti (prebiotici) per i batteri che sgranocchiano fibre e riducono l'infiammazione. Cose come frutta, verdura, cereali integrali e legumi sono dei buffet per i buoni. Sono ricchi di fibre che mantengono questi microbi ben nutriti e fanno il loro lavoro correttamente.

Ma ecco la parte migliore: può contribuire a rafforzare i ranghi dei batteri buoni consumando prebiotici e probiotici, che sono come l'invio di altri ospiti ben educati che si uniscono alla festa nel suo intestino. I prebiotici e i probiotici possono essere disponibili sotto forma di integratori, ma può anche assumerli da alimenti fermentati come yogurt, kefir, crauti e kimchi.

Al contrario, una dieta ricca di cibi elaborati, fritti, zuccheri aggiunti e grassi saturi può favorire la crescita di batteri infiammatori e problematici. Stiamo parlando di quelli più aggressivi che possono scatenare l'emicrania.

Quindi, faccia il pieno di frutta, verdura, fibre e alimenti ricchi di probiotici per favorire la crescita di batteri benefici e ridurre l'emicrania. I suoi amici dell'intestino saranno felici, il che significa che anche i suoi amici del cervello avranno maggiori probabilità di essere felici!

Potenziali benefici dei probiotici per la riduzione dell'emicrania

I probiotici rappresentano un'opportunità per sviluppare batteri sani. Esploriamo i potenziali benefici dell'integrazione di probiotici per ripristinare l'equilibrio del microbioma intestinale e, di conseguenza, ridurre la frequenza dell'emicrania.

L'assunzione di integratori probiotici può aiutare a ridurre il numero di attacchi di emicrania. Uno studio ha esaminato gli effetti di un probiotico contenente ceppi di *Lactobacillus* e *Bifidobacterium* su pazienti con emicrania episodica. Dopo otto settimane di integrazione, il gruppo probiotico ha sofferto di un numero significativamente inferiore di giorni di emicrania rispetto al gruppo placebo (Gao et al., 2020).

Un altro studio ha rilevato che un integratore probiotico multiceppo è stato in grado di ridurre la frequenza, la gravità e la disabilità degli attacchi di emicrania nei pazienti con emicrania cronica dopo 10 settimane di utilizzo. I ricercatori hanno attribuito questo risultato all'aiuto dei probiotici nel ripristinare l'equilibrio del microbioma intestinale (Dimidi et al., 2019).

Aggiunta di alimenti ricchi di probiotici alla sua dieta

Si ricordi che un intestino più felice porta ad una persona più felice! Ecco alcuni consigli pratici per integrare facilmente nella sua dieta alimenti ricchi di probiotici:

Yogurt

- Se possibile, eviti gli yogurt con dolcificanti artificiali o zuccheri aggiunti.
- Prenda in considerazione gli yogurt con la dicitura "contiene fermenti lattici vivi e attivi". Gli yogurt greci e islandesi hanno spesso più ceppi probiotici.

- Ricopra con granola, noci o semi e frutta fresca per una colazione sana.

- Lo usi come base per salse, condimenti o frullati.

- Nelle ricette, sostituisca cose come la panna acida o la maionese con lo yogurt semplice.

Kefir

- Questa bevanda a base di latte fermentato ha un sapore aspro e rinfrescante, simile allo yogurt da bere.

- Beva un bicchiere di kefir semplice al mattino o lo usi nei frullati. Aggiunga al frullato un po' di frutta surgelata per insaporirlo.

- Utilizzi il kefir come liquido nelle ricette di impasto per pancake o waffle.

- Lo prepari come una delizia congelata (quasi come un gelato). Può servirlo con una salsa ai frutti di bosco o, per un'opzione più sana, aggiungere della frutta (fresca o congelata) in cima.

Kimchi

- Questa bevanda coreana è ricca di batteri lattici provenienti dalla fermentazione.

- Lo utilizzi come guarnizione saporita per le ciotole di riso, gli stufati o le uova.

- Aggiunga un cucchiaio alle zuppe o agli stufati dopo aver finito di cucinare, per ottenere una spinta probiotica.

- Provi il kimchi vegano se evita di mangiare pesce.

Crauti

- Cerchi crauti refrigerati senza aggiunta di aceto per ottenere probiotici vivi.

- Aggiunga una pallina in cima a insalate, panini, hamburger o toast all'avocado.

- Lo integri nell'insalata di uova o di tonno.

- Lo faccia saltare in padella con delle verdure e delle proteine per un pasto veloce e ricco di probiotici.

Altri suggerimenti

- Inizi lentamente se questi alimenti sono nuovi per la sua dieta e aumenti gradualmente.

- Acquisti più frequentemente piccole quantità per garantire la massima freschezza.

- Prepari in casa i suoi alimenti ricchi di probiotici per controllare gli ingredienti.

L'incorporazione creativa di queste centrali probiotiche può facilitare il ripristino del microbioma sano!

Permeabilità intestinale e infiammazione

L'intestino ha un compito incredibilmente importante: agisce come un guardiano per far entrare i nutrienti e tenere fuori le sostanze nocive. Il rivestimento dell'intestino forma una barriera selettiva, permettendo solo alle particelle di cibo correttamente digerite e ad altri composti benefici di passare nel flusso sanguigno.

Tuttavia, a volte questa barriera diventa un po' troppo porosa o "falla". Questa condizione, nota come aumento della permeabilità intestinale o "leaky gut", permette alle molecole più grandi e alle tossine di scivolare attraverso il rivestimento intestinale nel corpo, dove non dovrebbero essere.

Si ritiene che l'intestino debole sia causato da fattori come la cattiva alimentazione, lo stress cronico, lo squilibrio batterico e alcuni farmaci che, nel tempo, possono danneggiare il delicato rivestimento dell'intestino.

Quando queste molecole più grandi fuoriescono dal flusso sanguigno, l'organismo le riconosce come invasori estranei e mette in atto una risposta infiammatoria per attaccarle. Questo provoca un'infiammazione diffusa in tutto il corpo.

L'infiammazione è un processo immunitario normale in piccole dosi, ma l'infiammazione cronica è uno dei principali fattori di rischio per la salute, come le condizioni autoimmuni, i disturbi neurologici e persino l'emicrania.

Infatti, alcuni studi hanno rilevato che le persone che soffrono di emicrania tendono ad avere livelli più elevati di alcuni marcatori infiammatori nel sangue rispetto a chi non soffre di emicrania. Questa infiammazione sistemica potrebbe potenzialmente contribuire alla neuroinfiammazione che si pensa scateni gli attacchi di emicrania (Edvinsson et al., 2019).

Permettendo ai composti infiammatori di passare attraverso il rivestimento intestinale e di entrare in circolazione, un intestino permeabile potrebbe creare le condizioni per l'infiammazione diffusa e la neuroinfiammazione coinvolte nella patogenesi dell'emicrania. Il mantenimento di una barriera intestinale sana e rigorosa è importante per la gestione dell'emicrania, in quanto impedisce l'afflusso di fattori infiammatori scatenati da un rivestimento intestinale permeabile.

Abbiamo parlato di come una "falla intestinale" permetta ai tipi di molecole sbagliate di uscire dall'intestino e di entrare nel corpo. Ebbene, questa violazione della barriera intestinale può far scattare un allarme rosso infiammatorio!

È come se l'intestino fosse la scintilla che scatena un incendio infiammatorio, che poi si scatena fino alla testa, lasciandola con una forte emicrania. Mantenendo il rivestimento dell'intestino forte e sigillato, può aiutare a prevenire il passaggio delle molecole infiammatorie. Questo riduce i livelli di infiammazione generale che attraversano il suo corpo e il suo cervello.

Con un'infiammazione meno fuori controllo che manda in tilt il lavoro, i suoi attacchi di emicrania potrebbero verificarsi meno frequentemente o essere meno intensi. Si tratta di soffocare le scintille infiammatorie prima che si trasformino in emicranie brucianti.

Adottare misure per guarire un intestino difettoso e calmare l'infiammazione diffusa potrebbe essere una svolta per prevenire l'emicrania alla fonte. Scopra di più su come farlo qui sotto!

Come migliorare l'integrità del suo intestino

Ci sono alcuni modi fantastici per aiutare a migliorare l'integrità dell'intestino e a sigillare il suo rivestimento intestinale. Esploriamo alcuni suggerimenti.

Riparazioni alimentari

Mangiare i cibi giusti e consumare bevande nutrienti è fondamentale per la salute dell'intestino.

- Eviti gli alimenti infiammatori che possono danneggiare ulteriormente l'intestino, come le carni lavorate, i cibi fritti, lo zucchero, i carboidrati raffinati e tutto ciò a cui è allergico. Inoltre, eviti gli alimenti scatenanti se è intollerante al glucosio o al lattosio.

- Si rifornisca di alimenti antinfiammatori come il pesce grasso, la curcuma, lo zenzero, le verdure a foglia, i frutti di bosco, l'olio d'oliva e il brodo di ossa.

- Assuma molta fibra prebiotica da verdure, frutta, legumi e cereali integrali. La fibra nutre i batteri buoni dell'intestino, promuovendo un sistema digestivo sano.

- Sostituisca le bevande zuccherate e le bibite con acqua e tisane.

- Eviti fattori alimentari come il glutammato monosodico (MSG), la caffeina e l'alcol che possono peggiorare l'emicrania.

- Le diete speciali, come quella chetogenica e quella a basso indice glicemico, possono essere efficaci per ridurre la frequenza e la gravità delle emicranie. Prenda in considerazione la possibilità di seguire un piano alimentare specifico, adatto alle sue esigenze. È fondamentale consultare un professionista della salute prima di apportare modifiche significative alla sua dieta, per assicurarsi che sia in linea con i suoi obiettivi di salute.

Aiutanti per gli integratori

Oltre a una dieta sana, alcuni integratori possono favorire la guarigione e l'integrità dell'intestino.

- La L-glutammina in polvere può aiutare a ricostruire e riparare il rivestimento intestinale.

- Gli integratori di collagene forniscono aminoacidi curativi per l'intestino.

- Lo zinco L-carnosina sostiene e rafforza le difese intestinali.

- La liquirizia deglicirrizzata lenisce e riveste il rivestimento dell'intestino.

- La radice di marshmallow contiene mucillagine che protegge le pareti intestinali.

- Gli integratori probiotici reintroducono i batteri benefici.

Aggiornamenti dello stile di vita

- Gestisca lo stress attraverso la meditazione, la respirazione profonda e lo yoga, poiché lo stress cronico logora l'intestino.

- Dorma a sufficienza e dia tempo al suo intestino di riposare e ripristinarsi durante la notte.

- Muova regolarmente il suo corpo con esercizi leggeri, come passeggiate di buon passo o prendere le scale invece dell'ascensore.

- Garantire un'idratazione adeguata, soprattutto quando si consumano alimenti ricchi di fibre, supporta la funzione dell'intestino e previene i problemi digestivi.

L'obiettivo è quello di ridurre al minimo gli attacchi al suo intestino, fornendo al contempo i giusti elementi per rafforzare la sua barriera intestinale. Con un rivestimento intestinale robusto, meno composti infiammatori possono passare e scatenare l'emicrania.

Conclusione

Migliorare l'integrità del suo intestino è un viaggio che richiede attenzione sia alla dieta che allo stile di vita. Facendo scelte consapevoli per sostenere la salute dell'intestino attraverso alimenti nutrienti, integratori mirati e abitudini sane, può migliorare il suo rivestimento intestinale e ridurre la probabilità che i composti infiammatori causino l'emicrania. Sperimentare diversi approcci e avere pazienza con il processo di guarigione del suo corpo può portare a benefici a lungo termine per la sua salute intestinale e il suo benessere generale.

Disturbi nei percorsi intestino-cervello ed emicrania

Esploriamo i vari percorsi che permettono all'intestino e al cervello di comunicare in modo bidirezionale e alcuni modi in cui questa comunicazione può essere ostacolata.

I neurotrasmettitori fuori controllo

Che ci creda o no, l'intestino produce una tonnellata degli stessi neurotrasmettitori che il cervello utilizza per inviare segnali. Composti come la dopamina, il GABA, la serotonina e il glutammato sono prodotti nell'intestino. Queste sostanze chimiche possono poi entrare nel flusso sanguigno e arrivare fino al cervello, influenzando l'umore, la percezione del dolore e i processi corporei. Uno squilibrio di questi neurotrasmettitori intestinali potrebbe potenzialmente contribuire agli episodi di emicrania. Per esempio, bassi livelli di serotonina sono stati collegati a problemi intestinali come l'IBS e ad un aumento del rischio di emicrania.

Messaggeri di molecole immunitarie: Sovraccarico infiammatorio

L'intestino e il cervello si scambiano continuamente importanti molecole immunitarie e messaggi cellulari, il che significa che le molecole infiammatorie come le citochine prodotte nell'intestino possono istigare l'infiammazione nel cervello e nel sistema nervoso centrale. Al contrario, i segnali infiammatori del cervello possono disturbare il microbioma intestinale e il rivestimento intestinale. Questa comunicazione immunitaria a doppio senso può perpetuare le condizioni neurologiche e intestinali.

Un intestino che perde o è permeabile permette alle molecole e alle particelle infiammatorie di entrare nel flusso sanguigno. Questa infiammazione cronica può poi arrivare al cervello, causando una neuroinfiammazione.

I fattori scatenanti dell'emicrania

Quando il sistema di difesa naturale del corpo reagisce a cose dannose, può provocare l'emicrania. Per esempio, se una persona è molto stressata, il suo corpo potrebbe reagire provocando un'infiammazione, che può influenzare il funzionamento di diverse parti del cervello.

Un modo in cui questo avviene è attraverso la rete del trigemino, che è come un sistema di comunicazione nel cervello che invia segnali sul dolore. Quando questa rete si attiva, può renderla più sensibile al dolore, il che può portare all'emicrania.

Anche il sistema di segnalazione del suo corpo può subire un'interruzione, con un impatto sulla trasmissione dei messaggi tra le diverse parti del cervello e del corpo. Se i neurotrasmettitori, che sono come dei messaggeri nel cervello, non funzionano correttamente, possono verificarsi problemi come l'emicrania.

Disguidi del nervo vago

Il nervo vago è la superstrada tra l'intestino e il cervello. Questo lungo nervo corre dal tronco encefalico fino all'addome, consentendo una comunicazione bidirezionale. I batteri intestinali possono inviare segnali attraverso il nervo vago per influenzare la funzione cerebrale, e il cervello può trasmettere risposte lungo il vago per modulare il movimento intestinale, l'assorbimento dei nutrienti e l'immunità.

Il caos degli ormoni intestinali

L'intestino produce e secerne decine di ormoni che possono poi viaggiare attraverso il corpo e avere un impatto sul cervello. Gli ormoni intestinali come la grelina, la leptina, la colecistochinina e il peptide YY aiutano a gestire la fame, i livelli di infiammazione, l'umore e altro ancora.

Questi messaggeri chimici provenienti dall'intestino forniscono un'altra via di comunicazione per influenzare i processi neurologici.

Quindi, in molti modi, l'intestino è quasi come un secondo cervello, che invia e riceve costantemente messaggi! Le interruzioni di uno di questi intricati percorsi di segnalazione potrebbero contribuire a scatenare l'emicrania a livello intestinale. Mantenere un dialogo sano tra questi due sistemi intelligenti è fondamentale per la prevenzione.

I disturbi intestinali e la disbiosi del microbioma possono disturbare la normale produzione di ormoni appetitivi come la grelina, la leptina e altri. Questi squilibri ormonali derivanti da problemi intestinali potrebbero influenzare i percorsi dell'emicrania aumentando la neuroinfiammazione, alterando la percezione del dolore e influenzando i neurotrasmettitori.

In sostanza, tutti questi canali di comunicazione intestino-cervello sono strettamente interconnessi. Quindi, se ci sono problemi nell'intestino, come perdite intestinali, sovracrescite batteriche, infiammazioni e altro, possono causare disturbi sistemici nei neurotrasmettitori, nelle molecole immunitarie, nei segnali del nervo vago e negli ormoni.

Affrontare gli squilibri intestinali alla radice potrebbe aiutare a ripristinare la normale comunicazione incrociata tra l'intestino e il cervello. Ciò potrebbe consentire una migliore prevenzione e gestione dell'emicrania, eliminando i fattori scatenanti alla fonte.

Lo stress e la connessione mente-corpo

La connessione mente-corpo tra lo stress emotivo e la salute dell'intestino e la predisposizione all'emicrania è affascinante. Le abitudini di vita come lo stress, il dormire poco e la mancanza di attività fisica possono alterare l'equilibrio dei batteri buoni nell'intestino e peggiorare l'emicrania. Esploriamo questo aspetto in modo più dettagliato.

L'impatto dello stress emotivo sulla salute dell'intestino e l'emicrania

Al centro di questo legame mente-corpo c'è l'asse cervello-intestino di cui abbiamo parlato, quella superstrada bidirezionale tra il nostro intestino e il nostro cervello. Quando sperimentiamo alti livelli di stress emotivo o psicologico, si innesca il rilascio di ormoni e neurotrasmettitori che possono avere un impatto diretto sull'intestino.

Lo stress provoca un aumento del cortisolo, il principale ormone dello stress del corpo. Sebbene il cortisolo sia utile per fornire una spinta energetica in piccole dosi, livelli elevati cronici possono portare all'infiammazione intestinale, all'aumento della permeabilità (leaky gut) e agli squilibri dei batteri intestinali.

Lo stress induce anche il cervello a inviare segnali lungo il nervo vago all'intestino. Questo può alterare la motilità dell'intestino, ridurre il flusso sanguigno e l'assorbimento dei nutrienti e interrompere l'autostrada di comunicazione intestino-cervello.

Il risultato? Durante i periodi di stress possono verificarsi problemi intestinali come indigestione, diarrea, costipazione, nausea e riacutizzazioni di patologie come l'IBS o l'IBD. E come sappiamo, un intestino infelice e infiammato può inviare messaggi molecolari al cervello, contribuendo alla patogenesi dell'emicrania.

Ma non è solo l'intestino ad essere disturbato: lo stress può innescare il cervello per l'emicrania anche attraverso altri meccanismi. Impoverisce la serotonina, che può scatenare l'emicrania, aumenta la tensione muscolare nella testa o nel collo, disturba il sonno e abbassa la soglia del dolore.

Questo crea la tempesta perfetta per lo sviluppo dell'emicrania: un cervello sensibilizzato, innescato, combinato con un intestino irritato e che perde, il tutto derivante da livelli eccessivi di stress. Tuttavia, tecniche mentali e corporee comprovate come la meditazione, la respirazione profonda, lo yoga e la terapia cognitivo-comportamentale possono aiutare a rafforzare i percorsi di comunicazione e a contrastare questi effetti fisiologici dello stress.

Promuova la sua salute intestinale imparando a calmare la mente. Questo aiuterà a ridurre l'infiammazione di tutto il corpo e a diminuire la suscettibilità all'emicrania, rendendo la connessione mente-corpo uno strumento potente contro i fastidiosi attacchi di emicrania.

Punti chiave

- **Il legame intestino-cervello:** L'intestino e il cervello sono collegati e comunicano attraverso un percorso chiamato asse intestino-cervello. Questa relazione gioca un ruolo importante in molti aspetti della sua salute, compreso il modo in cui si sviluppa l'emicrania.

- **Salute dell'intestino ed emicrania:** Gli squilibri dei batteri dell'intestino e l'infiammazione possono contribuire all'emicrania, influenzando la frequenza e la gravità della stessa.

- **Mangiare per il suo intestino:** Modificare la sua dieta, come ridurre gli alimenti elaborati e mangiare più alimenti ad alto contenuto di fibre, può aiutare a mantenere l'intestino sano e potrebbe ridurre la frequenza delle emicranie.

- **Probiotici e integratori:** L'assunzione di probiotici e di alcuni integratori potrebbe alleviare i sintomi dell'emicrania mantenendo l'intestino sano.

- **Stress e salute intestinale:** Gestire lo stress attraverso pratiche come lo yoga, la mindfulness e il rilassamento può favorire la salute dell'intestino, riducendo eventualmente la gravità e la frequenza delle emicranie.

- **Un approccio integrale alla persona:** Prendersi cura della salute dell'intestino e del cervello insieme, come parte di un quadro più ampio della sua salute generale, può essere davvero utile per gestire l'emicrania e sentirsi meglio in generale.

Il nostro microbioma intestinale, quella società brulicante di microbi che risiedono nel nostro intestino, modella in modo fondamentale non solo la nostra salute digestiva, ma anche la nostra salute cerebrale e la suscettibilità agli attacchi di emicrania.

Nutrendo un giardino interiore fiorente attraverso una dieta ricca di nutrienti, possiamo coltivare il giusto equilibrio microbico per ridurre l'infiammazione, ottimizzare la produzione di neurotrasmettitori e mantenere le vie di comunicazione intestino-cervello libere da detriti. Sebbene si tratti di un viaggio intensamente personale, il percorso inizia ascoltando la saggezza innata del suo corpo e trattando il suo intestino come un attore importante.

*****

Nel prossimo capitolo, vedremo di combinare le strategie per la salute dell'intestino con altre pratiche olistiche come la meditazione, il movimento e il sonno di qualità, perché prendersi cura in modo squisito dell'intestino potrebbe essere il tassello mancante che la aiuterà a liberarsi dalla morsa implacabile dell'emicrania.

Capitolo 5:
Gestione dello stress

Se non riesce a trovare un sollievo duraturo dall'emicrania con i farmaci e i trattamenti convenzionali, non è solo! Un numero significativo di guerrieri dell'emicrania ha iniziato ad esplorare alternative al di fuori del mondo medico tradizionale.

Stiamo parlando di cose come la meditazione, le pratiche di mindfulness e l'agopuntura, o di provare rimedi naturali a base di erbe e integratori. Un sondaggio sui social media mostra che ben il 90% dei pazienti affetti da emicrania negli Stati Uniti ha provato questi approcci olistici (Kuruvilla et al., 2021).

Allora, perché l'aumento dei trattamenti alternativi? Per molti, è perché la medicina e le terapie tradizionali non hanno funzionato o hanno causato effetti collaterali spiacevoli. Altri semplicemente non le hanno ancora provate, sperando di trovare modi più naturali e privi di effetti collaterali per tenere a bada l'emicrania.

È importante riconoscere che questi trattamenti alternativi per l'emicrania non sostituiscono completamente le terapie tradizionali. Devono essere utilizzati in combinazione come approccio complementare (Kuruvilla, 2018).

Si può prendere in considerazione l'uso di terapie complementari prima di ricorrere ai farmaci da prescrizione, o per sostenere l'uso dei farmaci, incorporare la meditazione, l'agopuntura o i nutraceutici come rinforzi al piano di trattamento generale.

L'obiettivo è trovare la ricetta perfetta e personalizzata che funziona per il suo corpo e il suo cervello. Per alcuni, questo potrebbe significare meditare per ridurre i fattori scatenanti dell'emicrania. Per altri, potrebbe trattarsi di sedute di agopuntura o di integratori vitaminici specifici.

In fin dei conti, gestire l'emicrania è già abbastanza difficile. Se le alternative sicure e naturali possono fornire un ulteriore sollievo se combinate con i trattamenti medici, vale sicuramente la pena di esplorarle. Non abbia paura di essere creativo e di trovare ciò che funziona meglio per lei. Inoltre, ne parli con il suo medico.

Pratiche mente-corpo per ridurre lo stress

L'impiego di pratiche mente-corpo può aiutare a ridurre il livello di stress e il suo impatto negativo sulla salute dell'intestino e sulla predisposizione all'emicrania. Parliamo di alcuni di questi approcci.

Meditazione

Dedicare del tempo alla meditazione, anche solo 10-15 minuti al giorno, può fare miracoli. Pratiche come la meditazione mindfulness, la concentrazione sul respiro e le scansioni del corpo aiutano a calmare la mente, a ridurre i livelli di cortisolo e di adrenalina e a promuovere sentimenti di rilassamento. Questo può tradursi in una riduzione dell'infiammazione intestinale e in una minore prevalenza di emicranie (Wells et al., 2014).

Sollievo dall'emicrania: Una ricetta di meditazione mentale

Lasci che le illustri una "ricetta" di meditazione semplice ma potente, che può essere ottima per la gestione dell'emicrania.

- Innanzitutto, trovi uno spazio tranquillo e confortevole dove possa rilassarsi senza distrazioni per 10-15 minuti. Può sedersi su un cuscino o su una sedia con i piedi ben appoggiati a terra. Chiuda delicatamente gli occhi o li tenga leggermente aperti e non concentrati.

- Inizi a portare l'attenzione sul suo respiro. Inspiri lentamente attraverso il naso, permettendo alla pancia di espandersi. Poi espiri completamente. Non forzi, respiri in modo naturale.

Mentre espira, immagini che tutta la tensione si dissolva dal suo corpo.

- Mentre continua a fare questi respiri profondi e diaframmatici, può ripetere in silenzio un mantra rilassante come "Sono calmo" o "Sono in pace". In questo modo la sua mente si ancorerà al momento presente.

- Ora diriga la sua attenzione verso l'interno, facendo una leggera scansione del corpo. Noti eventuali aree di irrigidimento o tensione, magari nelle spalle, nella mascella o nelle tempie, punti caldi comuni dell'emicrania. Respiri consapevolmente in queste aree, immaginando che diventino più rilassate ad ogni espirazione.

- Può anche visualizzare l'energia curativa o la luce che fluisce in qualsiasi area di dolore o disagio nella testa e nel collo. Immagini che la tensione si sciolga, ammorbidisca il viso e distenda le pieghe sulla fronte.

- Se la sua mente inizia a deviare (succede!), eviti di auto-giudicarsi. Riconosca semplicemente il pensiero e riporti la sua attenzione al respiro.

- Dopo 10-15 minuti di respirazione consapevole, consapevolezza del corpo e visualizzazione, può aprire delicatamente gli occhi e portare con sé quel senso di serenità mentre riprende la sua giornata.

La chiave è creare una piccola oasi di calma in mezzo alla tempesta dell'emicrania. Con una pratica regolare, la meditazione rafforza le connessioni mente-corpo, fondamentali per alleviare l'emicrania. Personalizzi ulteriormente la sua meditazione aggiungendo mantra, immagini o qualsiasi elemento che risuoni con lei!

Ipnoterapia guidata dall'intestino

Questa terapia mente-corpo è un'affascinante terapia complementare che utilizza i copioni dell'ipnosi specificamente progettati per colpire la connessione intestino-cervello. La premessa consiste nell'utilizzare suggestioni ipnotiche e immagini guidate per influenzare direttamente l'asse intestino-cervello, che svolge un ruolo cruciale nella patogenesi dell'emicrania. L'immaginazione visiva aiuta a rilassare e a guarire la funzione intestinale e ad alleviare le risposte allo stress nel cervello, dando essenzialmente una messa a punto ipnotica al percorso di comunicazione intestino-cervello. Nel capitolo Bonus, verranno esplorate risorse preziose come le applicazioni per l'immaginazione guidata.

Durante una sessione tipica, lavorerà con un ipnoterapeuta certificato. La guiderà in uno stato di trance profondamente rilassato e di attenzione focalizzata.

Mentre si trova in questo stato di maggiore consapevolezza, il terapeuta le suggerirà visualizzazioni multisensoriali, progettate per comunicare con la sua mente subconscia. Le immagini saranno create appositamente per aiutarla a rilassarsi e a guarire la funzione intestinale.

Per esempio, potrebbero guidarla a immaginare il suo intestino come un giardino bello e tranquillo, dove la vita vegetale sana (che rappresenta i microbi intestinali equilibrati) può prosperare. Oppure vedere le pareti intestinali come un confine flessibile e semipermeabile che tiene lontani gli invasori tossici.

I suggerimenti lavorano per riprogrammare i segnali intestino-cervello a livello subconscio. Rilasciando la tensione fisica, aumentando il flusso sanguigno, ottimizzando l'assorbimento dei nutrienti e ripristinando i modelli di motilità gastrointestinale.

Mentre il suo intestino viene "riprogrammato", l'ipnoterapeuta introdurrà anche un linguaggio per ridurre le risposte eccessive allo stress nel cervello. Smorzando le fiamme dell'infiammazione, rilassando le fibre muscolari tese e interrompendo il suo stato cerebrale iper-vigile e focalizzato sul dolore.

È come un riavvio ipnotico per la sua superstrada intestino-cervello, alleviando gli ingorghi, le zone di costruzione e i problemi di comunicazione che contribuiscono all'emicrania.

In genere, si sottopone a una serie di sessioni di ipnoterapia diretta all'intestino, sviluppando di volta in volta la programmazione subconscia. L'idea è di creare nuovi percorsi neurali per un'interazione sana tra intestino e cervello.

Molti trovano che sia un'esperienza profondamente rilassante e catartica, ma richiede la collaborazione di un professionista esperto. Con una pratica regolare, è un modo innovativo per riallineare naturalmente l'equilibrio intestino-cervello.

Posizioni yoga per l'emicrania causata dallo stress

Questa sezione si basa su quanto abbiamo trattato nel Capitolo 3 sullo yoga e il lavoro sul respiro. Lo yoga di solito prevede metodi di mindfulness e di rilassamento, come la meditazione, che aiutano a ridurre lo stress, un fattore scatenante identificato per molti attacchi di emicrania. La pratica dello yoga ha dei potenziali benefici in quanto può aiutare a diminuire l'iperattività simpatica e a sostenere la dominanza parasimpatica, oltre a regolare l'attività del sistema nervoso autonomo. Tutti questi fattori potrebbero contribuire a prevenire l'insorgere dell'emicrania.

Tuttavia, le persone con emicrania devono praticare lo yoga con attenzione, magari con la guida di qualcuno. Questo è importante soprattutto quando una persona ha un episodio di emicrania attiva, perché deve scegliere posture e tecniche che non peggiorino i sintomi.

La combinazione di movimenti dolci, respirazione profonda e consapevolezza nello yoga è un potente antistress. Alcune posizioni possono anche fornire un massaggio al nervo vago, per favorire una buona comunicazione intestino-cervello.

Lo yoga può ridurre l'insorgenza della cefalea tensiva, la durata e la gravità del dolore (Anheyer et al., 2020), anche se sono necessarie ulteriori ricerche per confermare lo yoga come trattamento utile per l'emicrania. Tuttavia, uno studio più recente suggerisce che la gestione dell'emicrania con la gestione dello stress utilizzando la mindfulness può essere utile (Wells et al., 2021). Ricerche precedenti hanno anche rivelato che la combinazione di trattamenti standard con esercizi di yoga può ridurre efficacemente l'incidenza e l'intensità degli attacchi di emicrania (Kisan et al., 2014).

Quando lo stress inizia a scatenare una tempesta di emicrania, alcune posizioni yoga possono essere incredibilmente calmanti sia per il corpo che per la mente. È come dare al suo sistema nervoso un "ahhhh" completo per interrompere la tensione che provoca il mal di testa. Vediamo alcune tecniche di yoga per ridurre lo stress (Mandriota, 2022).

La posizione del bambino

Questo è uno dei miei consigli quando ho bisogno di un reset. Si inginocchi con gli alluci ben uniti e le ginocchia divaricate. Poi porti le mani davanti a sé e permetta al busto di fondersi verso le cosce. Se possibile, lasci che la fronte si appoggi sul tappetino. Respiri profondamente nel backbend mentre abbandona la tensione. Se utile, può tenere la testa e le braccia un po' sollevate, come su una sedia.

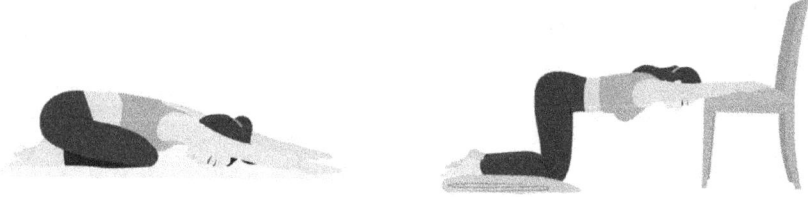

Posizioni del gatto e della mucca

Per eseguire la posizione del gatto, si metta a quattro zampe, assicurandosi che i polsi siano allineati sotto le spalle e le ginocchia sotto i fianchi. Inspiri profondamente e, espirando, giri la schiena verso il soffitto. Abbassi il mento nel petto e avvicini l'ombelico alla colonna vertebrale. La posizione dovrebbe assomigliare alla forma di un gatto che allunga la schiena. Mantenga questa posizione per alcuni respiri, impegnando i muscoli addominali e sentendo l'allungamento lungo la schiena e le spalle.

Dalla posizione del gatto, inspiri e lasci cadere la pancia verso il pavimento, sollevando contemporaneamente la testa e il coccige verso il soffitto. Il suo corpo deve formare una forma a "U" rovesciata, con lo sguardo rivolto verso l'alto. Questa posizione imita la posizione di una mucca che inarca naturalmente la schiena. Espirando, torni alla posizione del gatto, ripetendo questo facile movimento in sincronia con il respiro. Questa leggera flessione ed estensione della colonna vertebrale può aiutare ad alleviare la tensione dei muscoli del collo e della schiena, favorendo il rilassamento e migliorando la mobilità generale della colonna vertebrale.

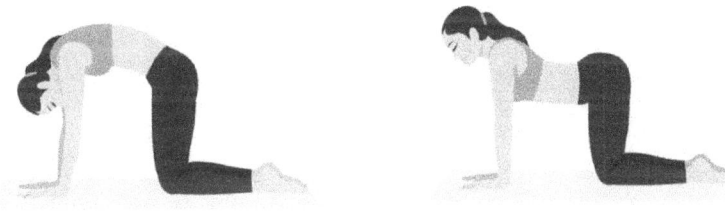

Posizione dei piedi in alto

Questa versatile posizione dei piedi può aiutare a sciogliere la tensione e a migliorare il sonno. Funziona bene come parte di una routine di rilassamento. Metta i piedi contro il muro o su una sedia con le ginocchia piegate. In questa posizione, completi 10 cicli di respiri lunghi e lenti con un respiro focalizzato sull'espirazione. Può appoggiare una mano sulla pancia e l'altra sul petto per sentire il movimento del respiro.

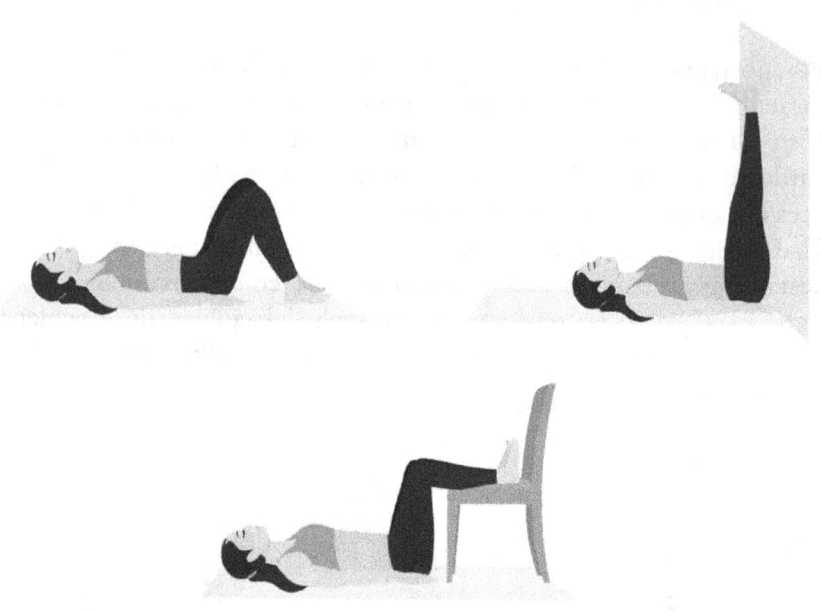

La posizione Savasana

A volte, ha bisogno di diventare un tutt'uno con il suo tappetino. Si sdrai sulla schiena, lasciando che le braccia e le gambe si aprano. Chiuda gli occhi e si concentri sulla respirazione completa nella pancia, mentre rilascia consapevolmente le aree di tensione. Questa posizione è ideale per calmare la mente.

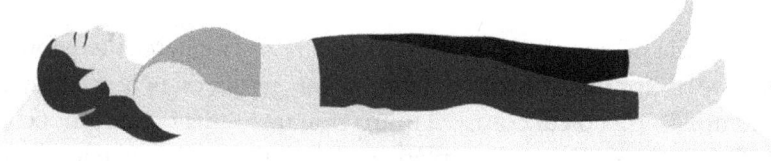

Aggiungere la respirazione alle sue pose

Indipendentemente dalle pose che esplorerà, è fondamentale sincronizzarle con una respirazione mirata. Provi ad inspirare dal naso e ad espirare per otto conteggi. Questa respirazione, con un rapporto più lungo tra espirazione e inspirazione, può amplificare i benefici antistress.

Può anche fare un respiro ronzante emettendo un suono "mmmm" ad ogni espirazione: è una vibrazione stranamente soddisfacente!

La cosa più importante è sintonizzarsi su ciò di cui *il suo* corpo ha bisogno in quel momento specifico. Non forzi le posizioni che causano affaticamento. Esplori con attenzione e continui a tornare al respiro consapevole. Un po' di terapia yoga può essere molto utile quando sente che l'emicrania inizia a farsi sentire.

Respirazione profonda

Si tratta di un modo facile e accessibile per calmare rapidamente la mente e il corpo. Pratiche come la respirazione a scatola o quadrata, la respirazione 4-7-8 o la respirazione diaframmatica della pancia possono stimolare il nervo vago e abbassare la frequenza cardiaca. Di conseguenza, allevia la risposta "combatti o fuggi" della sua ANS, riducendo lo stress che contribuisce all'emicrania.

Esercizi di respirazione per calmare l'emicrania

Quando sente i primi brontolii di un'emicrania, è il momento di fare un lavoro di respirazione. Semplici esercizi di respirazione possono essere un potente strumento per interrompere la risposta allo stress a cascata che spesso innesca o esacerba il dolore alla testa.

Respirazione diaframmatica della pancia

Prima di iniziare gli esercizi di respirazione, crei uno spazio in cui si senta tranquillo e libero da distrazioni. Decida cosa funziona meglio per lei: forse abbassare le luci, accendere una candela o trovare un angolo accogliente in cui rannicchiarsi. Si metta in una posizione rilassata, seduta o sdraiata.

Ora porti la sua attenzione al respiro. Posizioni una mano sul petto e l'altra sulla pancia. Mentre inspira attraverso il naso, permetta all'addome di espandersi delicatamente verso l'esterno, come un palloncino che si gonfia. Immagini la sua zona addominale come una sfera o un cilindro e senta la sensazione di espansione che si irradia dalla pancia verso la parte bassa della schiena.

Mentre l'addome si allunga con l'inspirazione, cerchi di mantenere il petto relativamente rilassato, senza alzarsi in modo significativo. Si renda conto dell'espansione completa e tridimensionale che si verifica nella cavità addominale mentre inspira profondamente attraverso il naso. Stiamo facendo dei respiri profondi e diaframmatici per ossigenare.

Una volta presa confidenza con la respirazione di pancia, può esplorare diversi schemi.

Respirazione a scatola chiusa

Uno dei miei preferiti è il "respiro a scatola", in cui si inspira per quattro conteggi, si fa una pausa per quattro, si espira per quattro, si fa una pausa per quattro e si ripete. È come tracciare i lati di un quadrato con il respiro.

Può anche scegliere un approccio più libero. Inspiri semplicemente attraverso il naso, permettendo alla pancia di espandersi. Poi, espiri lentamente attraverso il naso, sentendo la pancia sgonfiarsi. Non forzi, ma trovi un ritmo naturale e costante.

Quanto più a lungo riesce a sincronizzarsi con il respiro, tanto più riuscirà a liberarsi dallo stato di contrazione e dolore. Potrà persino entrare in una zona profondamente rilassata, quasi meditativa, dove si disconnette dalle sensazioni dolorose per un po'. Ahhh, un dolce sollievo!

4-3-7 Respirazione

Quando sente che sta per arrivare un attacco di emicrania, una delle prime cose da fare è trovare un posto tranquillo per praticare la respirazione 4-3-7. Si tratta quasi di un comando manuale per il sistema respiratorio. È quasi come un comando manuale per il suo sistema respiratorio.

- Inizi con l'espirazione completa, facendo uscire tutta l'aria viziata dai polmoni. Poi inspiri lentamente attraverso il naso, contando mentalmente fino a quattro.

- Trattenga il respiro per tre volte. Può immaginare di intrappolare l'ossigeno fresco all'interno.

- Infine, espiri lentamente attraverso il naso per un conteggio di sette, cercando di svuotare completamente i polmoni.

- L'espirazione prolungata è fondamentale. Aiuta ad alleviare la tensione muscolare accumulata e porta il sistema nervoso in modalità riposo e digestione, anziché lotta o fuga.

- Esegua dei cicli di respirazione 4-3-7 per diversi minuti, concentrandosi solo sullo schema di conteggio e sul flusso d'aria.

Esistono altri schemi di respirazione, come la tecnica 4-7-8 (inspirare per quattro conteggi, trattenere per sette conteggi ed espirare per otto conteggi). La chiave è prolungare l'espirazione più a lungo dell'inspirazione, idealmente puntando a un'espirazione due volte più lunga dell'inspirazione. Inoltre, raccomando una breve pausa (ad esempio, tre conteggi o più) prima di ripetere il ciclo.

Il sospiro fisiologico

Questa tecnica è molto efficace per abbassare i livelli di stress. Per prima cosa, faccia un'inspirazione completa, poi un'ulteriore annusata alla fine dell'inspirazione. Può appoggiare le mani ai lati della gabbia toracica, per sentire che si espande verso l'esterno mentre inspira questo respiro supplementare. Poi faccia un'espirazione lenta e lunga.

È uno strumento semplice che mette in cortocircuito la risposta allo stress del suo corpo. Ossigena il corpo e favorisce un profondo stato di rilassamento e di calma. I circuiti cerebrali dell'emicrania sono quasi resettati. Riduce al minimo il dolore e le fa guadagnare tempo in attesa che altri rimedi facciano effetto.

Il bello è che può praticare questi esercizi di respirazione ovunque e in qualsiasi momento: alla scrivania, in auto o persino sdraiato in una stanza buia con un impacco freddo, quando l'attacco si fa sentire. Anche solo 5-10 respiri profondi e consapevoli possono essere una magia contro l'emicrania. Prenda in considerazione anche l'abbinamento con l'aromaterapia, per un maggiore sollievo.

Cerchi di fare del lavoro sul respiro una pratica regolare. Si sintonizzi con l'interno, si sincronizzi con il prezioso flusso d'aria e lasci che la calma ristoratrice attraversi la sua mente e il suo corpo. Un po' di ossigeno è uno dei rimedi naturali più potenti per l'emicrania!

Tecniche di gestione dello stress: Attuazione

Ecco un approccio pratico per implementare le tecniche di gestione dello stress:

- **Diario dello stress:** Tenga un diario per tenere traccia dei suoi livelli di stress e degli episodi di emicrania. Annoti gli eventi stressanti o i fattori scatenanti per aiutarla a identificare gli schemi.

- **Respirazione profonda:** provi a utilizzare una delle tecniche di respirazione discusse in questo capitolo ogni volta che si sente stressato o teso.

- **Rilassamento muscolare progressivo:** Tenda e poi rilassi ogni gruppo muscolare del suo corpo, partendo dalle dita dei piedi e lavorando fino alla testa. Questo può aiutare a sciogliere la tensione e a ridurre lo stress.

- **Applicazioni Mindfulness:** utilizzi applicazioni di meditazione mindfulness come Headspace, Calm o Ten Percent Happier per sessioni di meditazione guidata. Queste app possono aiutarla a rilassarsi e a gestire lo stress ovunque e in qualsiasi momento. Parliamo anche di app e risorse per aiutarla nel suo percorso di benessere nel capitolo Bonus.

- **Attività fisica:** Svolga un'attività fisica regolare, come camminare, fare yoga o ballare. L'esercizio fisico può aiutare a ridurre lo stress e a migliorare l'umore, il che può aiutare a prevenire l'emicrania.

- **Tecniche CBT:** Impari le tecniche di terapia cognitivo-comportamentale (CBT) per gestire lo stress e cambiare i pensieri negativi ripetitivi. Le risorse online o i libri di auto-aiuto possono guidarla in queste tecniche.

- **Rete di supporto:** Costruisca la sua rete di amici, familiari o un gruppo di sostegno per chi soffre di emicrania, per ottenere conforto emotivo e consigli pratici.

- **Aiuto professionale:** Prenda in considerazione la possibilità di rivolgersi a un terapeuta o a un consulente specializzato nella gestione dello stress. Può fornire strategie personalizzate per aiutarla a gestire lo stress e a ridurre la frequenza dell'emicrania.

Punti chiave

- **Approcci mente-corpo:** Pratiche come la meditazione, la respirazione profonda e lo yoga possono aiutare a ridurre i livelli di stress e i relativi fattori scatenanti dell'emicrania.

- **Scelga le tecniche che funzionano meglio per lei:** Per calmare la mente e il corpo, sono consigliate tecniche specifiche di meditazione e di respirazione, come la concentrazione sul respiro, la scansione del corpo, la respirazione in scatola e la respirazione 4-3-7 o 4-7-8. Decida quali tecniche esplorare in base alle sue esigenze personali.

- **Esplori le pose yoga:** Alcune tecniche yoga come la posizione del bambino, la posizione del gatto/mucca e savasana possono sciogliere la tensione e favorire il rilassamento, se eseguite con delicatezza.

- **Ipnoterapia diretta all'intestino**: Sfruttare l'immaginazione guidata per migliorare la comunicazione intestino-cervello e ridurre la patogenesi dell'emicrania.

- **Consigli pratici per la gestione dello stress**: Questo include tenere un diario dello stress, usare le applicazioni di mindfulness, fare esercizio fisico regolare, imparare le tecniche CBT, costruire una rete di supporto e cercare un aiuto professionale, se necessario.

- **Ridurre lo stress**: Attraverso le pratiche mente-corpo e gli approcci allo stile di vita, può ridurre lo stress. Questo può essere un potente complemento ai trattamenti medici per l'emicrania.

*****

Nel prossimo capitolo, esploreremo l'intricata relazione tra gli ormoni femminili e l'emicrania, e cosa può fare per gestirla in modo efficace.

Capitolo 6:
Il rapporto tra ormoni femminili ed emicrania

Se è una donna che soffre di emicrania, non è certo sola. Infatti, l'emicrania tende a colpire in modo sproporzionato le donne (Al-Hassany et al., 2020). Ma si è mai chiesto quale sia la ragione di questa differenza di genere? In questo capitolo, ci addentreremo nell'intricata relazione tra ormoni femminili ed emicrania.

I nostri ormoni, questi potenti messaggeri chimici, svolgono un ruolo fondamentale nella regolazione di innumerevoli funzioni corporee. Per le donne, il flusso e il riflusso di ormoni come gli estrogeni e il progesterone orchestrano eventi importanti della vita come le mestruazioni, la gravidanza e la menopausa. Tuttavia, le loro fluttuazioni possono anche avere effetti profondi sul cervello e sulla sua delicata neurochimica.

Come scoprirà, variazioni apparentemente minime dei livelli ormonali possono talvolta innescare una complessa cascata di eventi all'interno del suo cervello, alterando il delicato equilibrio dei neurotrasmettitori e delle risposte infiammatorie. In alcuni casi, questa alterazione può scatenare il dolore debilitante, la nausea e l'ipersensibilità sensoriale che caratterizzano un attacco di emicrania.

Nel corso di questo capitolo, esploreremo l'affascinante interazione tra i cambiamenti ormonali specifici e la suscettibilità all'emicrania nelle diverse fasi della vita. Scoprirà perché l'emicrania può peggiorare in determinati periodi del mese e come eventi come la gravidanza e la menopausa possono influenzare i modelli di emicrania.

Comprendere questa relazione non significa solo soddisfare la curiosità per la sua prossima fase della vita, ma anche rafforzare il suo potere. Armata di questa conoscenza, può anticipare meglio i potenziali fattori scatenanti dell'emicrania e sviluppare strategie proattive per gestire le fluttuazioni ormonali e minimizzare il loro impatto sulle sue esperienze di emicrania.

Intraprendiamo quindi questo viaggio insieme, svelando le connessioni tra gli ormoni femminili e l'emicrania. Alla fine di questo capitolo, avrà un apprezzamento più profondo per l'incredibile complessità del corpo umano e sarà meglio equipaggiata per affrontare le sfide uniche che derivano dall'essere una donna soggetta a emicrania.

Il legame tra ormoni ed emicrania

Se è una donna, potrebbe essere sorpresa di sapere che, a diverse età, può sperimentare l'emicrania in modo diverso, in base alla fase ormonale in cui si trova. Parliamo del legame tra gli ormoni e l'emicrania.

Una donna su sei soffre di emicrania. Forse si sta chiedendo: "Perché io? Perché soffro di emicrania?". Non è colpa sua se soffre di emicrania: tende a essere familiare, anche se il mal di testa dei suoi parenti non assomiglia al suo. I cervelli predisposti all'emicrania sono cervelli in uno stato di ipersensibilità, il che significa che il suo cervello è sensibile all'ambiente e può facilmente scatenare un mal di testa con la giusta combinazione di fattori scatenanti.

Il suo ciclo mestruale e l'emicrania

Ha mai notato che i suoi livelli di zucchero nel sangue vanno in tilt in questo periodo del mese? Beh, non è solo nella sua testa! Durante il ciclo mestruale, le fluttuazioni ormonali possono effettivamente disturbare la capacità del suo corpo di regolare correttamente la glicemia. Soprattutto nell'ultima metà del ciclo, potrebbe sperimentare picchi e crolli più intensi nei livelli di zucchero nel sangue, contribuendo all'emicrania.

Per molte donne, uno dei primi segni rivelatori del ruolo degli ormoni nell'emicrania è l'impatto del ciclo mestruale mensile. Poiché i livelli ormonali oscillano e fluiscono nel corso del mese, i modelli di emicrania spesso li seguono.

C'è una relazione prevedibile tra emicrania e mestruazioni per molte donne. Alcune sono particolarmente inclini alle emicranie mestruali, che provocano mal di testa dolorosi alcuni giorni prima o durante le mestruazioni, quando i livelli di estrogeni precipitano (MacGregor et al., 2010). Altre trovano che le loro emicranie tendono a colpire durante la fase luteale dopo l'ovulazione, quando i livelli di progesterone subiscono un calo (Calhoun, 2012).

Sebbene i meccanismi esatti siano complessi, alcuni ricercatori ritengono che i drammatici cambiamenti ormonali prima e durante le mestruazioni inneschino percorsi infiammatori nel cervello, rendendo più facile la comparsa di emicranie durante questa finestra (Pavlović et al., 2014).

Questo giro sulle montagne russe può essere un importante fattore scatenante dell'emicrania per alcune donne. I rapidi cambiamenti della glicemia causano anche infiammazioni e squilibri che peggiorano il problema. Quindi, se è incline all'emicrania mestruale, tenere d'occhio i livelli di zucchero nel sangue e cercare di mantenerli stabili attraverso la dieta e l'esercizio fisico potrebbe aiutare a prevenire questi mal di testa debilitanti. I consigli descritti nel Capitolo 8, relativi ai fattori metabolici, possono essere particolarmente utili in questa fase della vita.

Cambiamenti in gravidanza e nel post-partum

Le montagne russe ormonali continuano durante la gravidanza e il periodo post-partum. È interessante notare che molte donne godono di una gradita tregua dall'emicrania durante la gravidanza. Circa due terzi delle donne, soprattutto quelle con emicrania senza aura, sperimentano una diminuzione delle loro emicranie. Questo miglioramento avviene solitamente nel secondo e terzo trimestre (Afridi, 2018). Ciò è probabilmente dovuto ai livelli elevati e prolungati di estrogeni che aiutano a stabilizzare la chimica del cervello (Sances et al., 2003).

Tuttavia, i mesi immediatamente successivi al parto spesso annullano questa tregua. Poiché gli ormoni precipitano rapidamente ai livelli precedenti la gravidanza, i cambiamenti improvvisi creano un periodo vulnerabile per l'emicrania post-partum (Kvisvik et al., 2011). Inoltre, altri fattori post-partum come la privazione del sonno, lo stress e il cambiamento di routine possono aggravare il rischio di emicrania. L'allattamento al seno può contribuire a fornire una protezione contro l'emicrania, quindi questo è un altro buon motivo per allattare, se possibile (Calhoun, 2017).

La transizione della menopausa

Durante la perimenopausa, il periodo che precede la menopausa, potrebbero esserci anche diversi disturbi metabolici che potrebbero contribuire all'emicrania. Le tecniche spiegate nel capitolo sul metabolismo possono essere utili in questo periodo, quindi ci faccia caso quando arriva al capitolo 8.

Gli anni della menopausa rappresentano un altro cambiamento ormonale significativo per la gestione dell'emicrania. Poiché le ovaie producono gradualmente meno estrogeni e progesterone, le donne possono sperimentare fluttuazioni ormonali irregolari e una maggiore suscettibilità alle emicranie innescate dagli ormoni (Pavlović et al., 2017).

L'esperienza di ogni donna è diversa. Alcune possono attraversare la menopausa con meno emicranie, mentre altre lottano con un peggioramento dei loro modelli di emicrania durante questa transizione (Nappi et al., 2009).

Terapia ormonale sostitutiva ed emicrania

La terapia ormonale sostitutiva (TOS) viene talvolta utilizzata per aiutare a controllare i sintomi della menopausa, ma il suo impatto sull'emicrania è diverso. Alcune donne trovano sollievo con la TOS, mentre altre possono avere emicranie più frequenti (Ezra & Colson, 2015).

Poiché non esiste una soluzione unica per tutti, è fondamentale una comunicazione aperta e onesta con il suo medico curante. Insieme, potrete soppesare i potenziali benefici della TOS rispetto ai maggiori rischi di emicrania o agli effetti collaterali che potrebbe sperimentare.

Con un po' di tentativi ed errori, pazienza e un approccio personalizzato, si spera di trovare la zona Goldilocks, l'equilibrio ormonale giusto per tenere a bada l'emicrania.

Ma se la TOS si rivela più nemica che amica nel suo percorso di emicrania, non si scoraggi. Ci sono molte altre strategie di stile di vita e opzioni di trattamento da esplorare. La chiave è sintonizzarsi sulla sinfonia unica del suo corpo e trovare ciò che funziona meglio per lei. L'importante è potenziare la propria conoscenza e sostenere un piano di trattamento che onori le sue esigenze ed esperienze personali.

Rischio di emicrania e di ictus e salute vascolare

Recenti ricerche hanno fatto luce su una connessione preoccupante tra le emicranie, in particolare quelle con aura, e un aumento del rischio di ictus e altri eventi cardiovascolari nelle donne. Si ritiene che gli estrogeni giochino un ruolo chiave in questa relazione, influenzando la funzione vascolare e i percorsi infiammatori (Sacco et al., 2012).

Inoltre, alcuni contraccettivi ormonali contenenti estrogeni possono aumentare leggermente il rischio di ictus per alcune donne emicraniche, in particolare quelle che presentano un'aura (Champaloux et al., 2017). Tuttavia, è fondamentale parlare con il suo medico curante dei rischi e dei benefici quando prende in considerazione le opzioni contraccettive.

Strategie di trattamento su misura

Dato il profondo impatto che gli ormoni possono avere sull'emicrania, trovare la giusta strategia di trattamento è essenziale. Costruire la resilienza è la chiave per aumentare la sua tolleranza e reclamare la sua libertà dall'emicrania. Più rafforzerà la sua resilienza attraverso le strategie di stile di vita contenute in questo libro, meglio sarà in grado di gestire gli alti e bassi ormonali senza ritrovarsi con un'emicrania da spaccatura. Questo può comportare una combinazione di farmaci acuti per gestire gli attacchi, terapie preventive che regolano la chimica del cervello e approcci complementari come gli integratori o le tecniche mente-corpo (Holroyd et al., 2020). Faccia riferimento al Capitolo 5 (gestione dello stress) e al Capitolo 8 (fattori metabolici) per maggiori informazioni sugli approcci mente-corpo. Allo stesso modo, troverà maggiori informazioni sugli integratori e sull'alimentazione nel Capitolo 7.

Durante le tappe ormonali più importanti, come la gravidanza e l'allattamento, è fondamentale lavorare a stretto contatto con il suo medico per assicurarsi che qualsiasi trattamento dell'emicrania sia sicuro per lei e per il suo bambino. Alcuni farmaci potrebbero dover essere modificati e l'esplorazione di opzioni non farmacologiche diventa particolarmente importante (Becker, 2018).

Con la guida di un professionista, può sviluppare un piano di trattamento personalizzato che tenga conto dei suoi modelli unici, dei livelli ormonali e dei fattori dello stile di vita (Ripa et al., 2015). Con le informazioni fornite in questo libro sui vari approcci allo stile di vita e sulle tecniche mente-corpo, può collaborare con il suo medico curante per incorporare nel suo piano di trattamento metodi complementari che possono aiutare a rispondere alle sue esigenze specifiche e alle circostanze legate agli squilibri ormonali.

Navigare nell'emicrania: Guidare in modo olistico le montagne russe ormonali

Per le nostre lettrici, complimenti per aver fatto un'immersione profonda nella complessa relazione tra gli ormoni e l'emicrania. So che non è una strada facile, con tutti gli alti e bassi che il nostro corpo attraversa dal ciclo mestruale alla gravidanza, al post-partum e alla menopausa. Queste curve ormonali possono offrire periodi di beata assenza di emicrania o sembrare un'imboscata brutale per l'emicrania.

Ma ecco il punto: non è impotente contro questi attacchi ormonali. Sebbene non possa controllare l'agenda ormonale di Madre Natura, può farsi carico del modo in cui reagisce ad essa. Tutto inizia con la conoscenza dei suoi schemi di emicrania come il palmo della mano e con la creazione di una solida collaborazione con il suo medico.

La consideri come l'assemblaggio della sua squadra dei sogni contro l'emicrania, costruita su misura per affrontare le sue esigenze ed esperienze uniche. Perché, siamo realisti, la saga ormonale di ogni donna è un po' diversa, giusto?

Il suo stile di vita emicranico

Ora che abbiamo capito come funzionano gli ormoni, è il momento di esaminare alcune super abilità nello stile di vita che possono aiutarla a gestire le emicranie innescate dagli ormoni. Pensi a questo come a un rinnovamento del suo stile di vita per l'emicrania:

- **Consideri le opzioni terapeutiche sicure:** I trattamenti complementari e alternativi sono utili per le donne in tutte le fasi della vita. Le donne in gravidanza con emicrania possono trarre particolare beneficio da strategie non farmacologiche, tra cui la meditazione, e possono anche prendere in considerazione farmaci per il dolore acuto o il blocco del nervo occipitale per un sollievo acuto, ma questa opzione deve essere discussa con il medico curante.

- **Diventi una regina del tracciamento del ciclo:** Tenere un diario dettagliato dell'emicrania la aiuterà a identificare gli schemi e a individuare eventuali connessioni ormonali. Quando si sono verificate le emicranie rispetto al suo ciclo? Quali altri fattori hanno avuto un ruolo? Queste informazioni privilegiate sono oro.

- **Allontani lo stress con il Namaste:** Gli ormoni e lo stress sono una combinazione esplosiva per l'emicrania, quindi si dedichi a pratiche serie per alleviare lo stress come la meditazione, lo yoga o semplicemente dei respiri profondi nella pancia. Una mente più calma è una mente (e un corpo!) più felice. Se è desideroso di saperne di più, consulti l'Appendice alla fine di questo libro, che include dei bonus per aiutarla a padroneggiare le pratiche di meditazione e di respirazione.

- **Dare priorità al suo sonno di bellezza:** La mancanza di sonno è come gettare benzina sul fuoco dell'emicrania, soprattutto quando i suoi ormoni sono in subbuglio. Stabilire buone abitudini di sonno e creare un rifugio del sonno da sogno può fare miracoli. Si assicuri di rispettare la stessa ora di andare a letto e di svegliarsi ogni giorno.

- **Idratarsi come una regina:** essere anche solo un po' disidratati può amplificare l'emicrania, per cui continui a bere, soprattutto durante il ciclo, quando la ritenzione di liquidi può farla sentire a pezzi.

- **Muova il suo corpo:** L'esercizio fisico regolare aiuta a regolare i livelli ormonali e a tenere a bada l'emicrania. Trovi un'attività che le piaccia, in modo da non sentirla come un lavoro di routine.

- **Consideri gli aiuti di Madre Natura per l'emicrania:** Gli integratori come il magnesio, la riboflavina e il CoQ10 possono offrire un ulteriore sollievo dall'emicrania, ma prima deve chiedere al suo medico.

- **Tratta il suo corpo come un tempio:** Nutrire il suo corpo con una dieta equilibrata e ricca di sostanze nutritive può stabilizzare gli ormoni e la glicemia, e può raffreddare l'infiammazione. Evitando i cibi che possono scatenare l'emicrania, otterrà dei punti per l'emicrania.

- **Faccia il pieno di zen:** Non sottovaluti il potere di terapie complementari come l'agopuntura, il massaggio o le pratiche di mindfulness per aiutarla a superare le tempeste ormonali.

- **Dica di non fumare (soprattutto con la TOS):** se è una fumatrice che utilizza la TOS, questo binomio dinamico potrebbe aumentare seriamente il rischio di ictus e altri problemi cardiovascolari. L'opzione migliore per la sua salute è smettere di fumare.

La chiave è essere aperti ad esplorare diverse strategie, fino a trovare la sua strategia unica per l'emicrania ormonale. Potrebbero essere necessari alcuni tentativi ed errori, ma questo fa parte del viaggio per fare pace con il ritmo ormonale del suo corpo.

Punti chiave

- **Fluttuazioni ormonali:** Durante le diverse fasi della vita, come il ciclo mestruale, la gravidanza, il periodo post-partum e la menopausa, queste fluttuazioni possono avere un impatto significativo sui modelli di emicrania e sulla suscettibilità nelle donne.

- **Emicrania mestruale:** Molte donne soffrono di emicrania mestruale prima o durante le mestruazioni, a causa del drastico calo dei livelli di estrogeni.

- **Mantenere i livelli di zucchero nel sangue:** Le fluttuazioni ormonali durante il ciclo mestruale possono disturbare la capacità del suo corpo di regolare correttamente i livelli di zucchero nel sangue, contribuendo all'emicrania. Mantenere stabili i livelli di zucchero nel sangue attraverso la dieta e l'esercizio fisico può aiutare a prevenire le emicranie mestruali.

- **Sollievo temporaneo dall'emicrania:** La gravidanza spesso fornisce un sollievo dall'emicrania, soprattutto dopo il primo trimestre, probabilmente grazie agli alti livelli di estrogeni sostenuti. Tuttavia, il periodo post-partum, con il rapido calo degli ormoni, può scatenare una recrudescenza dell'emicrania.

- **Consulti il suo medico in merito all'emicrania scatenata dagli ormoni:** Durante la transizione della menopausa, le fluttuazioni ormonali irregolari possono aumentare il rischio di emicranie ormonali, ma l'impatto della terapia ormonale sostitutiva (TOS) sull'emicrania è altamente personalizzato e deve essere discusso con il suo medico.

- **Aumento del rischio di ictus ed eventi cardiovascolari:** L'emicrania, in particolare quella con aura, può essere associata ad un aumento del rischio di ictus ed eventi cardiovascolari nelle donne, potenzialmente influenzato dal ruolo degli estrogeni sulla funzione vascolare e sull'infiammazione.

- **Decidere un piano di trattamento personalizzato e olistico:** Lavorare a stretto contatto con un operatore sanitario è fondamentale per sviluppare un piano di trattamento personalizzato che tenga conto dei cambiamenti ormonali, incorpori opzioni sicure durante la gravidanza/l'allattamento e possa prevedere una combinazione di farmaci acuti, terapie preventive e approcci complementari.

- **Implementare strategie di stile di vita:** Il monitoraggio del ciclo, la gestione dello stress, la corretta idratazione, l'esercizio fisico e una dieta equilibrata possono aiutare le donne a gestire l'emicrania di origine ormonale e a costruire la resistenza alle fluttuazioni ormonali. Per esempio, può utilizzare questo approccio per "comporre" le misure del suo stile di vita, in particolare nei periodi di avvicinamento al ciclo mestruale, quando può essere più incline alle emicranie.

L'interazione tra emicrania e ormoni è complessa. Tuttavia, con una guida professionale e una strategia di trattamento personalizzata, molte donne possono ridurre la loro infelicità innescata dagli ormoni.

*****

Nel prossimo capitolo, esploreremo il ruolo dell'alimentazione nella gestione del mal di testa. Parleremo di quali alimenti includere nella sua dieta e quali invece evitare, e discuteremo di come distinguere le due categorie attraverso l'eliminazione.

Capitolo 7:
Nutrire la sua strada verso il sollievo

Tutto ciò che mangia o beve può danneggiarla o aiutarla. Alcuni alimenti o bevande possono scatenare la sua sensibilità all'emicrania, mentre altri possono ridurre le possibilità di manifestare i sintomi. Come può capire la differenza?

Parliamo di ciò che dovrebbe o non dovrebbe mangiare, di come identificare i suoi fattori scatenanti e di cosa può fare per migliorare la sua alimentazione e favorire una vita senza emicrania.

Il ruolo della nutrizione nella gestione dell'emicrania

Si è mai sentito male dopo aver mangiato un alimento specifico? Sapeva che l'emicrania è scatenata da sensibilità o allergie alimentari? Per alcuni, evitare alcuni alimenti come il grano, le arance, le uova, il formaggio, il cioccolato e il latte può aiutare a ridurre la frequenza, la gravità e il momento dell'emicrania. Anche altri alimenti, come il cioccolato, i cibi grassi, gli alimenti trasformati (come la carne e il formaggio) e quelli con MSG possono causare emicranie (Hindiyeh et al., 2020).

L'assunzione di integratori alimentari e vitamine come zinco, vitamina B6, folato, magnesio, vitamina B12, vitamina C, vitamina E e vitamina D può aiutare a prevenire l'emicrania (Crida, n.d.). I tre principali integratori per la prevenzione dell'emicrania, secondo la ricerca, sono la riboflavina (vitamina B2), il CoQ10 e il magnesio. Questi aiutano a produrre energia nel corpo per sostenere il cervello e aiutano l'attività delle cellule (Gross et al., 2019).

Non tutte le emicranie sono scatenate dalle stesse cose e la risposta di ognuno ai fattori scatenanti è diversa. Quindi, le persone affette da emicrania devono tenere traccia dei loro mal di testa e di ciò che mangiano, per capire cosa potrebbe causare le loro emicranie e regolare la loro dieta di conseguenza (Diamond & Marcus, 2016).

Una dieta equilibrata è importantissima per mantenersi in salute e può aiutare a contrastare il mal di testa, soprattutto per le persone che soffrono di emicrania. Mangiare un mix di frutta, verdura, cereali integrali, proteine magre e grassi buoni dà al suo corpo gli strumenti giusti di cui ha bisogno per rimanere in salute e potrebbe fermare l'emicrania riducendo l'infiammazione e mantenendo un peso sano. È anche una buona idea stare lontano da cibi e bevande che scatenano o peggiorano l'emicrania (Hindiyeh et al., 2020; NHS, 2022).

Alcune diete, come quelle in cui si eliminano temporaneamente alcuni alimenti (eliminazione) o ci si concentra su alimenti ad alto contenuto di grassi e a basso contenuto di carboidrati, hanno dimostrato di poter aiutare con l'emicrania, consentendo di individuare i fattori che la scatenano e riducendo la frequenza dei mal di testa. Inoltre, l'assunzione di una quantità sufficiente di calcio, vitamina D e grassi omega-3 nella dieta può mantenere forti i denti, le ossa e il cuore, il che potrebbe essere utile anche per le emicranie (NHS Health Scotland, 2023).

Alleviare l'emicrania con i nutrienti essenziali

Vediamo come il coenzima Q10, gli acidi grassi omega-3, il magnesio e la vitamina B2 (riboflavina) possono aiutarla a gestire l'emicrania.

- **CoQ10:** Svolge un ruolo significativo nel metabolismo energetico cellulare all'interno dell'organismo. Le scoperte attuali indicano che potrebbe essere una preziosa misura preventiva; tuttavia, sono necessarie ulteriori ricerche per ulteriori chiarimenti. Per iniziare, si raccomanda una dose di 150 mg al giorno (The Migraine Trust, n.d.-b).

- **Acidi grassi omega-3**: sono utili per ridurre l'infiammazione e possono contribuire a rendere l'emicrania meno grave e frequente. Gli studi hanno rilevato che gli acidi grassi omega-3 possono ridurre i livelli di alcune sostanze nel corpo che causano l'infiammazione. Le dosi testate negli studi clinici variano (Maghsoumi-Norouzabad et al., 2017). Un buon punto di partenza sarebbe 1000 mg di omega-3, discusso con il suo medico curante, se possibile guidato dall'indice omega-3 (Brown, 2022).

- **Magnesio**: Si tratta di un minerale che aiuta gli enzimi a funzionare meglio e svolge un ruolo in molte attività cellulari. È un'opzione economica e sicura per prevenire l'emicrania. È stato dimostrato che la somministrazione di magnesio per via venosa (endovenosa) aiuta a trattare l'emicrania, soprattutto nelle persone con bassi livelli di magnesio nel sangue (Yablon & Mauskop, 2011). La dose giornaliera di magnesio per l'emicrania è raccomandata a 600 mg (The Migraine Trust, n.d.-b). Ho anche scritto un libro sul magnesio. Se è interessato ad approfondire i suoi benefici, consulti l'Appendice alla fine di questo libro.

- **Vitamina B2:** questo integratore, noto anche come riboflavina, è fondamentale per la produzione di energia nelle nostre cellule e potrebbe aiutare a prevenire l'emicrania. È sicuro per la maggior parte delle persone e potrebbe ridurre l'intensità e la ricorrenza delle emicranie per alcuni individui. Le Linee guida cliniche del NICE suggeriscono di assumere 400 mg di riboflavina al giorno per prevenire l'emicrania (NICE, n.d.).

Anche se questi nutrienti possono aiutare l'emicrania riducendo l'infiammazione, deve anche fare la sua parte mantenendo un peso sano ed evitando gli alimenti specifici che possono scatenarla. Ricordiamo che prima di provare nuovi integratori, è importante consultare il medico per assicurarsi che siano sicuri ed efficaci per lei.

Approcci dietetici e pianificazione dei pasti per alleviare l'emicrania

L'adozione di un approccio dietetico personalizzato per la gestione dell'emicrania può essere uno strumento potente nel suo viaggio verso il sollievo. Esplorando vari modelli alimentari e incorporando alimenti e nutrienti che favoriscono l'emicrania, può potenzialmente ridurre l'infiammazione, regolare la chimica cerebrale e minimizzare la frequenza e la gravità dei suoi episodi di emicrania.

- **Diete a basso contenuto infiammatorio:** L'infiammazione cronica è stata collegata a vari problemi di salute, tra cui l'emicrania. Adottando una dieta a basso contenuto infiammatorio, può ridurre il consumo di alimenti che contribuiscono all'infiammazione e privilegiare le opzioni antinfiammatorie.

- **Diete a base vegetale:** Queste diete hanno guadagnato popolarità per il loro ruolo nel ridurre l'infiammazione e nel promuovere il benessere generale. Queste diete sono ricche di antiossidanti, fibre e sostanze fitochimiche, che possono aiutare a regolare la funzione cerebrale e a ridurre i fattori scatenanti l'emicrania.

- **Dieta mediterranea:** La dieta mediterranea, famosa per i suoi benefici per la salute del cuore, si è dimostrata promettente anche nella gestione dell'emicrania.

Qui abbiamo trattato alcuni approcci dietetici per iniziare. Per coloro che sono interessati a saperne di più su come la dieta e l'alimentazione possono aiutare a prevenire o ridurre l'emicrania, nel 2022 è stata pubblicata una ricerca approfondita su questo tema. Intitolato "Emicrania: Opportunities for Management With Precision Nutrition" del Dr. Benjamin Brown nel NUTRITION MEDICINE JOURNAL, questa revisione completa esplora le strategie dietetiche e i metodi di nutrizione personalizzata che si rivelano promettenti per il trattamento dell'emicrania.

Poiché la dieta di ognuno è unica, è importante che ogni persona adotti un approccio personalizzato e presti attenzione a come si sente. Si concentri sul consumo di alimenti integrali, tra cui una varietà di piante colorate, e riduca lo zucchero e gli alimenti elaborati. Nel Capitolo 8, parleremo ancora del perché è così importante stabilizzare la glicemia con pasti e spuntini regolari. Per ora, esploriamo alcuni esempi pratici degli approcci dietetici sopra menzionati che la aiuteranno a farlo.

Strategie alimentari più sane

Le diete Mediterranea, DASH e MIND sono due modelli alimentari che sono stati associati a potenziali benefici per la salute del cervello e la prevenzione dell'emicrania.

Dieta mediterranea

La dieta mediterranea è influenzata dalle pratiche alimentari di lunga data delle persone che risiedono nelle nazioni che circondano il Mar Mediterraneo. Enfatizza:

- alimenti a base vegetale come frutta, verdura, cereali integrali, legumi, noci e semi.
- utilizzando l'olio d'oliva come fonte principale di grassi sani.
- quantità moderate di pesce, pollame, latticini e vino rosso.
- assunzione limitata di carne rossa, dolci e alimenti trasformati.

La dieta mediterranea è ricca di antiossidanti, fibre, grassi sani e composti antinfiammatori che possono aiutare a regolare i percorsi metabolici legati all'emicrania.

Dieta DASH

La dieta Dietary Approaches to Stop Hypertension (DASH) è stata inizialmente creata per aiutare il trattamento e la prevenzione dell'ipertensione. È stata anche associata ad altri potenziali benefici per la salute, tra cui la riduzione del rischio di alcune malattie croniche e la prevenzione dell'emicrania.

La dieta DASH si concentra su:

- verdura e frutta
- cereali integrali
- latticini a basso contenuto di grassi
- carni magre, pesce, pollame
- noci, semi e legumi
- quantità limitate di grassi, carni rosse, dolci e sodio

In particolare, la dieta DASH raccomanda di consumare quotidianamente fino a (The Nutrition Source, n.d.):

- cinque porzioni di frutta
- cinque porzioni di verdure
- otto porzioni di cereali integrali
- tre porzioni di latticini a basso contenuto di grassi e
- sodio limitato (2.300 mg al giorno o meno)

Concentrandosi su alimenti ricchi di fibre, minerali come il magnesio e il potassio e grassi benefici, la dieta DASH aiuta a ridurre l'infiammazione e lo stress ossidativo nel corpo. Si ritiene che questo effetto antinfiammatorio sia uno dei meccanismi che possono aiutare a prevenire l'emicrania.

Inoltre, la dieta DASH promuove livelli di pressione sanguigna sani e una migliore funzione vascolare, che potrebbe svolgere un ruolo nella fisiopatologia dell'emicrania legata ai cambiamenti dei vasi sanguigni.

Nel complesso, come la dieta mediterranea, l'enfasi della dieta DASH su un'alimentazione sana e vegetale può aiutare a regolare i processi metabolici e a mantenere l'equilibrio neurochimico necessario per ridurre gli episodi di emicrania.

Dieta MIND

La dieta Mediterranean-DASH Intervention for Neurodegenerative Delay (MIND) è un ibrido delle diete Mediterranea e DASH, progettato per promuovere la salute del cervello.

Consiglia di mangiare:

- verdure a foglia verde e altre verdure, noci, bacche, fagioli, cereali integrali, olio d'oliva, pesce e pollame (se preferisce includere la carne)

E limita l'assunzione di:

- carni rosse, burro e margarina, formaggio, dolci e altri alimenti zuccherati, cibi fritti o veloci.

Combinando aspetti della dieta mediterranea e della dieta DASH, la dieta MIND mira a ridurre lo stress ossidativo, l'infiammazione e i fattori di rischio cardiovascolare (Pearson & Burford, 2023) - tutti elementi che possono avere un ruolo nella patogenesi dell'emicrania.

Queste diete enfatizzano gli alimenti vegetali ricchi di nutrienti, i grassi sani e le proteine magre, limitando gli alimenti elaborati, zuccherati e fritti. I loro effetti antinfiammatori e neuroprotettivi possono aiutare a ottimizzare la funzione metabolica e a ridurre la frequenza e la gravità dell'emicrania per alcuni individui.

Supplementazione

Ma la dieta è solo un pezzo del puzzle. Ha mai pensato a degli integratori per distruggere l'emicrania? Nutrienti potenti come il coenzima Q10 (CoQ10), la riboflavina e il magnesio potrebbero rafforzare la funzione mitocondriale, ridurre lo stress ossidativo e promuovere una migliore sensibilità all'insulina, colpendo le chiavi metaboliche associate all'emicrania. La sezione precedente ha trattato in dettaglio questi elementi e le loro dosi. Prima di intraprendere una nuova routine di integratori, ne parli con il suo medico.

Pianificazione dei pasti a misura di emicrania

Uno dei modi migliori per incorporare gli alimenti e i nutrienti che favoriscono l'emicrania nella sua routine quotidiana è attraverso frullati, pasti e spuntini deliziosi e nutrienti. Ecco alcune idee per aiutarla a nutrire la sua strada verso il sollievo dall'emicrania, costruendo i suoi piani alimentari.

Ricette di frullati in movimento

L'aggiunta di frutta e verdura con semi e altri ingredienti sani può aiutarla a consumare ciò di cui il suo corpo ha bisogno attraverso frullati facili da preparare.

Miscela di frutti di bosco

Per una bevanda rinfrescante e ricca di sostanze nutritive, combini i seguenti ingredienti nel suo potente frullatore:

- 1/2 tazza di yogurt semplice
- 1 tazza di frutti di bosco (qualsiasi varietà)
- 1 tazza di latte di mandorla (non zuccherato)
- Una manciata di spinaci
- 1 cucchiaio di semi di chia
- 1 cucchiaino di miele per un tocco di dolcezza (se lo si desidera)

Frullare questi componenti fino a formare una consistenza ben incorporata e vellutata, e gustare.

La beatitudine tropicale del cavolo nero

- 1 tazza di latte di cocco (non zuccherato)
- 1/2 tazza di yogurt semplice
- 1 tazza di pezzi di mango
- 1/2 cucchiaino di zenzero macinato
- Una manciata di cavolo nero
- 1 cucchiaio di semi di chia

Frullare il tutto nel suo frullatore ad alta velocità e gustare.

Ricette per la colazione

Esploriamo alcune opzioni per la colazione, dense di sostanze nutritive e adatte all'emicrania.

Avena per la notte con bacche miste e semi di chia

La sera prima:

- 1 tazza di avena arrotolata (senza glutine se è sensibile)
- 1/2 tazza di latte di mandorla
- 1/2 tazza di yogurt
- 1 cucchiaino di semi di chia
- 1 cucchiaino di estratto di vaniglia

La mattina dopo:

- 1/2 tazza di frutti di bosco freschi
- 1 cucchiaino di miele (opzionale)
- 1 cucchiaino di noci (opzionale)

Istruzioni

1. Aggiunga gli ingredienti della sera prima in un barattolo di vetro o in una ciotola con coperchio e li frulli per bene.

2. Coprire il barattolo o la ciotola e conservare in frigorifero per tutta la notte (o per almeno quattro-sei ore).

3. Al mattino, mescolare bene l'avena della notte per incorporare il liquido che potrebbe essersi separato.

4. Aggiunga all'avena dei frutti di bosco freschi e misti.

5. Se desidera un tocco di dolcezza in più, consideri di spruzzare un po' di miele (al massimo un cucchiaio).

6. Ricopra con mandorle a fette o altra frutta secca a sua scelta per una maggiore croccantezza.

7. Si goda la sua deliziosa e nutriente avena notturna!

Note

- Regoli la quantità di latte o yogurt per ottenere la consistenza desiderata.

- Può sperimentare diversi tipi di bacche o frutti, a seconda di ciò che le piace e della disponibilità stagionale.

- Per aggiungere fibre e omega-3, consideri di aggiungere un cucchiaio di semi di lino macinati o di semi di chia.

Questa ricetta di avena per la notte non solo è adatta all'emicrania, ma è anche ricca di sostanze nutritive grazie ai cereali integrali, alle bacche e ai semi di chia. La combinazione di carboidrati complessi, fibre e grassi sani può aiutare a controllare i livelli di zucchero nel sangue e fornire energia continua per tutta la mattina.

Frittata di spinaci e funghi con pane tostato integrale

La combinazione di uova, verdure e cereali integrali fornisce un mix equilibrato di proteine, fibre e carboidrati complessi, rendendolo un inizio di giornata soddisfacente e nutriente.

Ingredienti

- 1/4 di tazza di latte o di alternativa a base vegetale, non zuccherato

- 1/2 cucchiaino di sale

- 1/4 di cucchiaino di pepe nero macinato

- 1 cucchiaio di olio d'oliva

- 5 uova extra-large

- 1 tazza di funghi, affettati

- 1 spicchio d'aglio, tritato

- 2 tazze di spinaci baby

- formaggio feta sbriciolato (opzionale)

- fette di pane integrale (tostate)

Istruzioni

Preriscaldi il forno a 375 °F (190 °C).

1. In una ciotola, sbattere insieme il latte/alternativo non zuccherato, le uova, il pepe nero macinato e il sale fino a formare un composto coeso e ben incorporato. Metta da parte.

2. Scaldi l'olio d'oliva in una padella o in una pirofila da 9 pollici a fuoco medio.

3. Metta nella padella i funghi affettati e l'aglio tritato. Lasciarli cuocere per circa 4 minuti.

4. Inserisca le foglie di spinaci freschi e continui a cuocere per altri 3 minuti circa, fino a quando gli spinaci non saranno tutti appassiti e morbidi.

5. Versa il composto a base di uova sulla parte superiore delle verdure saltate, distribuendolo uniformemente sulla padella.

6. Se lo desidera, lo arricchisca con della feta sbriciolata sopra la frittata.

7. Una volta messo tutto nella padella, la faccia scivolare nel forno che ha preriscaldato in precedenza. Lasci cuocere per 15-20 minuti, fino a quando la frittata non appare ben compatta e un po' gonfia.

8. Togliere la frittata dal forno. La lasci raffreddare per qualche minuto. Mentre si raffredda, tosti il pane integrale.

9. Tagli la frittata a spicchi e la metta in tavola calda, accanto al pane tostato.

Note

- Sostituisca con altre verdure, come peperoni, cipolle o pomodori.

- Per un'opzione senza latticini, ometta il formaggio feta o utilizzi un'alternativa di formaggio vegano.

- Il pane integrale fornisce carboidrati complessi e fibre, che possono aiutare a regolare i livelli di zucchero nel sangue e favorire la gestione dell'emicrania.

Ricette per il pranzo a basso contenuto infiammatorio

Zuppa di lenticchie e patate dolci con contorno di verdure miste

Questa zuppa con verdure miste è un pasto soddisfacente e ricco di sostanze nutritive, adatto all'emicrania e ricco di bontà vegetale. La combinazione di lenticchie, patate dolci e una varietà di verdure fornisce una serie di vitamine, minerali e fibre, mentre l'insalata di verdure miste aggiunge un elemento fresco e croccante al piatto.

Ingredienti

- 1 cipolla, tagliata a dadini
- 2 piccole patate dolci, sbucciate e tagliate a pezzi
- 3 spicchi d'aglio, tritati
- 1 tazza di lenticchie, essiccate e sciacquate
- 3-4 carote, sbucciate e tagliate a dischi
- 2 gambi di sedano, affettati
- 1 cucchiaino di cumino macinato
- 1/2 cucchiaino di paprika affumicata
- 4 tazze di brodo vegetale o di pollo
- 2 tazze di acqua
- sale e pepe nero, a piacere
- 2 tazze di verdure miste
- 2 peperoni rossi, tagliati a cubetti

- 1 cucchiaio di aceto balsamico
- 1 cucchiaio di olio d'oliva

Istruzioni

1. In una pentola grande, unisca le lenticchie, la patata dolce a dadini, la cipolla, l'aglio, le carote, il sedano, il cumino, la paprika affumicata, il brodo e l'acqua.

2. Cuocia a fuoco alto fino all'ebollizione, poi riduca la fiamma al minimo, copra la pentola e lasci cuocere a fuoco lento per circa 20-25 minuti, o fino a quando le lenticchie e le verdure saranno tenere.

3. Una volta che le lenticchie e le verdure sono cotte, utilizzi un frullatore ad immersione o trasferisca una parte della zuppa in un frullatore e la riduca in purea fino a raggiungere la consistenza desiderata (in alternativa, può lasciare la zuppa così com'è per ottenere una consistenza più robusta). (In alternativa, può lasciare la zuppa così com'è per ottenere una consistenza più sostanziosa).

4. Insaporisca la zuppa con pepe nero e sale, a piacere.

5. In una ciotola separata, unisca le verdure miste, i peperoni rossi, l'olio d'oliva e l'aceto balsamico. Distribuisca il condimento sulle verdure.

6. Servire la zuppa di lenticchie e patate dolci calda, accompagnata dall'insalata di verdure miste a parte.

Note

- Per una consistenza più cremosa, aggiunga un po' di yogurt greco semplice o una spruzzata di latte vegetale non zuccherato.

- Se preferisce una zuppa più piccante, può aggiungere anche dei fiocchi di peperoncino o del pepe di Caienna.

- L'insalata di verdure miste offre un contrasto rinfrescante con la zuppa calda e aggiunge ulteriori nutrienti e fibre al pasto.

- Sostituisca le verdure con un contorno di pane o cracker integrali, se preferisce.

Insalata di quinoa e salmone alla griglia

Questa insalata con salmone alla griglia è un pasto nutriente e adatto all'emicrania, che combina le proteine magre del salmone con l'insalata di quinoa, ricca di fibre e di sostanze nutritive.

Ingredienti

- 2 tazze di brodo vegetariano o acqua
- 1 tazza di pomodori, dimezzati
- 1 tazza di cetriolo, tagliato a dadini
- 1/2 tazza di cipolla, tagliata a dadini
- 1/4 di tazza di prezzemolo fresco, tritato
- 1 cucchiaino di senape di Digione
- 2 cucchiai di succo di lime
- 2 cucchiai di olio di avocado
- 1 tazza di quinoa, sciacquata
- sale e pepe

Per il salmone:

- 2 cucchiai di olio di avocado

- 4 filetti di salmone

- 1 cucchiaino di aneto essiccato

- sale e pepe

Istruzioni

1. Preriscaldi la griglia o il forno a 400 °F.

2. Preparare il salmone: Spennelli i filetti con olio d'oliva e li cosparga di sale, aneto secco e pepe.

3. Nel forno preriscaldato, grigli i filetti di salmone per un massimo di 15 minuti (o al forno per un massimo di 18 minuti), finché non saranno cotti e sfogliati.

4. Nel frattempo, cuocia la quinoa. In una casseruola, unisca la quinoa e l'acqua o il brodo vegetale.

5. Abbassi la fiamma una volta raggiunto il bollore, copra e faccia sobbollire per circa 15 minuti, o fino a quando la quinoa sarà soffice e tutto il liquido assorbito.

6. Separare i chicchi con una forchetta e metterli in una ciotola per farli raffreddare.

7. Preparare la vinaigrette al limone: In una ciotola, frullare insieme la senape di Digione, il succo di lime, l'olio d'oliva, il sale e il pepe.

8. Assemblare l'insalata di quinoa: Aggiunga i pomodorini, il cetriolo, la cipolla rossa e il prezzemolo tritato alla quinoa leggermente raffreddata.

9. Irrorare con la vinaigrette al lime e mescolare delicatamente per combinare il tutto. Servire il salmone grigliato con l'insalata.

Note

- Per un sapore più intenso, marini il salmone in una miscela di olio d'oliva, succo di limone, aglio ed erbe aromatiche prima di grigliarlo o cuocerlo.

- Si senta libero di aggiungere altre verdure all'insalata di quinoa, come peperoni, avocado o verdure arrostite.

- Se preferisce un'insalata più calda, può aggiungere la vinaigrette alla quinoa quando è ancora tiepida e aggiungere gli altri ingredienti.

Opzioni nutrizionali per gli spuntini

- Prepari degli spiedini con frutta fresca e li serva con lo yogurt come salsa.

- Assaggi il cetriolo con l'hummus

- Immerga i bastoncini di carota nel guacamole

- Mescoli noci non salate, semi e frutta secca e ne prenda una manciata per una rapida carica di energia.

Piatti per la cena che favoriscono l'emicrania

Ceci allo zenzero saltati in padella

Una scelta adeguata per una cena che favorisca l'emicrania è il soffritto di ceci allo zenzero. Questo piatto comprende ceci saltati in padella, mescolati con zenzero fresco, aglio e verdure assortite. Soffriggendo questi ingredienti insieme, si esaltano i sapori e si crea un pasto nutriente e delicato per i fattori scatenanti dell'emicrania. La presenza dello zenzero in questo piatto non solo aggiunge un sapore piccante, ma offre anche potenziali benefici per alleviare l'emicrania, grazie alle sue proprietà antinfiammatorie.

Istruzioni

- **Saltare i ceci:** Iniziare a riscaldare una padella con un po' di olio e aggiungere i ceci fino a quando non diventano leggermente marroni e croccanti.

- **Aggiunga gli aromi:** Incorporare lo zenzero e l'aglio freschi nella padella, lasciando che i loro aromi si diffondano con i ceci.

- **Mescolare le verdure:** Aggiunga una varietà di verdure colorate come peperoni, broccoli e carote per aggiungere consistenza e nutrienti.

- **Servire sui cereali:** Per renderlo un pasto completo, serva il soffritto di ceci allo zenzero su un letto di riso integrale o quinoa. Questo aggiunge una base soddisfacente al piatto e garantisce un apporto equilibrato di carboidrati e proteine.

Merluzzo al forno con verdure arrostite

Ingredienti

Per il merluzzo al forno

- 4 filetti di merluzzo

- 3 spicchi d'aglio, tritati

- 1 limone, a fette

- Erbe fresche, tritate

- Sale e pepe a piacere
- Olio d'oliva

Per le verdure arrostite

- 2 patate dolci grandi, sbucciate e tagliate a dadini
- 1 kg di cavoletti di Bruxelles, tagliati e dimezzati
- 4 carote grandi, sbucciate e tagliate a fette
- Olio d'oliva
- Sale e pepe a piacere
- 1 cucchiaio di miele
- Timo o rosmarino freschi

Istruzioni

Cuocere il merluzzo:

Preriscaldi il forno a 400 °F (200 °C).

1. Collochi i filetti di merluzzo su una teglia rivestita di carta da forno.
2. Irrorare il merluzzo con olio d'oliva e condire con aglio tritato, sale e pepe.
3. Adagia le fette di limone e cospargi le erbe fresche sui filetti di merluzzo.
4. Cuocia nel forno preriscaldato per 15-20 minuti, o fino a quando il pesce è tenero e si sfalda facilmente con una forchetta.

Arrostire le patate dolci:

Preriscaldi il forno a 400 °F (200 °C) se non è già stato fatto.

1. In una ciotola, faccia saltare le patate dolci tagliate a dadini con olio d'oliva, sale e pepe.

2. Distribuisca i cubetti di patate dolci in un unico strato su una teglia da forno.

3. Arrostire per 25-30 minuti, o fino a quando saranno croccanti all'esterno e teneri all'interno, girando a metà cottura.

Arrostire i cavoletti di Bruxelles:

Preriscaldi il forno a 400 °F (200 °C) se non è già stato fatto.

1. Tocchi i cavoletti di Bruxelles tagliati a metà con olio d'oliva, sale e pepe.

2. Li disponga con il lato tagliato verso il basso su una teglia da forno. Arrostire per 20-25 minuti, o fino a quando saranno croccanti e caramellate, scuotendo la teglia a metà cottura.

Arrostire le carote:

Preriscaldi il forno a 400 °F (200 °C) se non è già stato fatto.

1. Metta le carote affettate con olio d'oliva, miele e una spolverata di timo o rosmarino. Distribuisca le carote su una teglia da forno.

2. Arrostire per 20-25 minuti, o fino a quando i filetti sono teneri e caramellati, girando a metà cottura. Metta in tavola i

filetti di merluzzo al forno accanto alle patate dolci arrostite, ai cavoletti di Bruxelles e alle carote.

3. Guarnisca con una spolverata di erbe fresche o un filo di succo di limone per una maggiore vivacità. Servire e gustare questo pasto sano e saporito con la sua famiglia e i suoi amici.

Suggerimenti per la pianificazione dei pasti

- Pianifichi i pasti e gli spuntini per garantire un apporto coerente ed equilibrato di nutrienti.

- Incorporare una varietà di alimenti che favoriscono l'emicrania, appartenenti a diversi gruppi alimentari.

- Privilegi gli alimenti ricchi di acidi grassi omega-3, magnesio, riboflavina e altri nutrienti che alleviano l'emicrania.

- Mantenga il suo corpo ben idratato sorseggiando acqua durante la giornata. Scelga il rinfresco della natura invece di bevande zuccherate come le bibite gassate o i succhi di frutta, che possono contribuire a un'impennata indesiderata dei livelli di zucchero nel sangue.

- Controlli l'assunzione di cibo e modifichi il suo piano alimentare, se necessario, in base ai suoi fattori scatenanti e alle sue risposte all'emicrania.

- Beva un tè che aiuta a combattere l'infiammazione, come il tè verde o il tè allo zenzero.

- Si assicuri di mangiare regolarmente e di non saltare i pasti, in particolare se ha notato che questo induce o peggiora le sue emicranie.

- Consideri di consumare cinque pasti a porzioni ridotte al giorno.

- Mangia un carboidrato con una proteina o un grasso buono per rimanere sazio più a lungo.

Identificare i fattori scatenanti della dieta: Un viaggio personale

Per quanto gli alimenti giusti possano essere utili per gestire l'emicrania, gli alimenti sbagliati possono causare effetti dannosi per la salute, peggiorando ulteriormente gli eventi emicranici.

Scoprire gli alimenti o gli ingredienti che possono contribuire ai suoi episodi di emicrania può essere una svolta nella gestione della sua condizione. Sebbene il processo richieda pazienza e diligenza, le ricompense possono essere inestimabili: una migliore comprensione dei suoi fattori scatenanti unici e la capacità di fare scelte informate per ridurre la frequenza e la gravità delle sue emicranie.

Tenere un diario alimentare: Il suo detective personale dell'emicrania

Ricorda che abbiamo detto che tenere un diario è uno strumento importante nella gestione dell'emicrania? Immagini di avere un fidato taccuino al suo fianco, pronto a documentare ogni boccone che le passa per le labbra e ogni episodio di emicrania che si manifesta in modo indesiderato. Questo diario alimentare diventa il suo detective dell'emicrania, aiutandola a individuare gli schemi e le correlazioni tra ciò che consuma e l'insorgere di quei mal di testa debilitanti.

Ecco alcuni consigli per sfruttare al meglio il suo diario alimentare:

- **Sia diligente e coerente:** Annoti i pasti e gli spuntini subito dopo aver mangiato e documenti i sintomi dell'emicrania non appena si manifestano. La precisione è fondamentale.

- **Includere le dimensioni delle porzioni:** Annoti le quantità approssimative di ogni alimento o bevanda per aiutare a identificare le quantità potenzialmente scatenanti.

- **Fornisca dettagli:** Non si limiti a elencare gli ingredienti principali, ma includa anche i condimenti, le spezie e gli additivi utilizzati nella preparazione.

- **Annoti altri fattori:** Registri i suoi livelli di stress, i modelli di sonno e i fattori ambientali, perché anche questi possono contribuire agli episodi di emicrania.

Seguendo con costanza l'assunzione di cibo e le manifestazioni di emicrania, può fare luce sui suoi fattori scatenanti personali.

La dieta di eliminazione: Seguire un approccio mirato

Se sospetta che alcuni alimenti o gruppi di alimenti possano essere alla base della sua emicrania, una dieta di eliminazione o una sfida alimentare possono fornire risposte più definitive. Questo approccio prevede l'eliminazione dei potenziali alimenti scatenanti dalla sua dieta per un periodo determinato e poi la loro reintroduzione uno alla volta, osservando attentamente le eventuali reazioni.

Ecco come dovrebbe fare:

- **Identificare i potenziali alimenti scatenanti:** Sulla base del suo diario alimentare o delle conoscenze esistenti, crei un elenco di alimenti o gruppi di alimenti che sospetta possano essere scatenanti.

- **Eliminare i cibi scatenanti:** Eliminare gli alimenti identificati dalla sua dieta per un periodo specifico, in genere da due a quattro settimane.

- **Reintrodurre gli alimenti uno alla volta:** Dopo il periodo di eliminazione, reintroduca gli alimenti eliminati uno alla volta, lasciando trascorrere alcuni giorni tra una reintroduzione e l'altra per monitorare eventuali sintomi o reazioni di emicrania.

- **Osservare e documentare:** Seguire attentamente gli episodi di emicrania o le reazioni avverse che si verificano dopo la reintroduzione di ogni alimento.

- **Ripetere se necessario:** Se non si verificano reazioni, passi al prossimo alimento sospetto. Se si osserva una reazione, elimini quell'alimento dalla sua dieta e prenda in considerazione ulteriori test, se necessario.

È importante notare che le diete di eliminazione e le sfide alimentari devono essere intraprese con la guida di un professionista sanitario o di un dietologo registrato, in quanto possono essere complesse e richiedere aggiustamenti per garantire un'adeguata assunzione di nutrienti.

I colpevoli comuni: Cibi da tenere d'occhio

Anche se i fattori scatenanti della dieta possono essere unici per ogni persona, alcuni alimenti e ingredienti sono stati identificati come fattori scatenanti comuni dell'emicrania. Alcuni colpevoli sono i formaggi stagionati, le carni lavorate, i dolcificanti artificiali, l'MSG e l'alcol.

Si ricordi che identificare i suoi fattori scatenanti della dieta è un viaggio alla scoperta di se stesso. Seguendo diligentemente l'assunzione di cibo e gli episodi di emicrania e lavorando a stretto contatto con un professionista della salute o un dietologo registrato, può scoprire gli alimenti o gli ingredienti che possono contribuire alla sua emicrania e apportare modifiche informate alla sua dieta per una migliore gestione complessiva della sua condizione.

Idratazione ed emicrania: Soddisfare la sua sete di sollievo

Quando si tratta di gestire l'emicrania, l'importanza di una corretta idratazione non può essere sopravvalutata. Il nostro corpo è composto per circa il 60% di acqua e anche una lieve disidratazione può avere effetti di vasta portata, compreso il potenziale di scatenare o esacerbare gli episodi di emicrania.

Il collegamento idratazione-emicrania

La disidratazione può essere un fattore significativo che contribuisce all'emicrania. Quando il nostro corpo non riceve abbastanza liquidi, il delicato equilibrio degli elettroliti e di altri composti essenziali può essere alterato, portando a cambiamenti nella chimica e nella funzione del cervello. Questi squilibri possono potenzialmente innescare una cascata di eventi che culminano nell'insorgenza di un attacco di emicrania.

Inoltre, la disidratazione può far sì che il cervello si restringa leggermente, staccandosi dal cranio e creando irritazione e infiammazione delle membrane e dei nervi circostanti. Questo stress fisico sul cervello e sui suoi strati protettivi può esacerbare ulteriormente i sintomi dell'emicrania.

Rimanere idratati: Una soluzione semplice ma potente

La soluzione per mitigare gli effetti della disidratazione sull'emicrania è relativamente semplice: Consumare molta acqua e mantenere livelli di idratazione ottimali durante la giornata. Mantenendo un'adeguata assunzione di liquidi, può aiutare a regolare la chimica cerebrale, a prevenire gli squilibri elettrolitici e a ridurre lo stress fisico sul cervello e sulle strutture circostanti.

Ecco alcune strategie per aiutarla a rimanere idratato e potenzialmente ridurre la frequenza e la gravità degli episodi di emicrania:

- **Porti la sua bottiglia d'acqua ovunque:** Tenga sempre a portata di mano una bottiglia d'acqua riutilizzabile e si sforzi di bere regolarmente durante la giornata.

- **Creare promemoria:** Utilizzi il suo telefono o smartwatch per impostare dei promemoria per bere acqua regolarmente, garantendo un'idratazione costante.

- **Mangiare cibi idratanti:** Incorporare nella sua dieta frutta e verdura ricche di acqua, come anguria, cetrioli e frutti di bosco, per contribuire all'assunzione complessiva di liquidi.

- **Monitorare il colore dell'urina:** prestare attenzione al colore dell'urina: un'urina giallo pallido o quasi limpida è indice di un'idratazione adeguata, mentre le tonalità più scure possono indicare disidratazione.

- **Prenda in considerazione le bevande elettrolitiche:** Oltre all'acqua, consideri di assumere bevande ricche di elettroliti come l'aloe vera o l'acqua di cocco, soprattutto durante i periodi di maggiore sudorazione o attività fisica.

Anche se rimanere idratati è fondamentale per la gestione dell'emicrania, è essenziale consultare il suo operatore sanitario o un dietologo registrato per assicurarsi di soddisfare le sue esigenze individuali di idratazione e di affrontare qualsiasi condizione medica sottostante che possa contribuire alla disidratazione o agli episodi di emicrania.

Se considera l'idratazione una priorità e incorpora strategie per aumentare l'assunzione di liquidi, può fare un passo importante verso la gestione dell'emicrania e il miglioramento del suo benessere generale.

Sostegno agli approcci dietetici e alla nutrizione

Esploriamo alcuni strumenti e risorse pratiche per gestire l'emicrania attraverso approcci dietetici e nutrizionali. Tenga d'occhio il capitolo Bonus, dove parleremo di altri strumenti e risorse pratiche.

- **Applicazioni per la pianificazione dei pasti:** utilizzi applicazioni come Mealime o Plan to Eat per creare piani alimentari in linea con le diete antinfiammatorie e ricche di nutrienti. Queste applicazioni possono aiutarla a incorporare nella sua dieta alimenti che favoriscono l'emicrania, evitando i fattori scatenanti più comuni.

- **Applicazioni per il monitoraggio dell'alimentazione:** Applicazioni come MyFitnessPal o Migraine Buddy possono aiutarla a monitorare l'assunzione di cibo e i sintomi dell'emicrania. Questo può aiutarla a riconoscere meglio gli schemi e i potenziali fattori scatenanti che precedono le sue emicranie.

- **Comunità e forum online:** Si unisca a comunità o forum online dedicati alla gestione dell'emicrania e agli approcci dietetici. Queste piattaforme possono fornire supporto, consigli e ricette da parte di altri che hanno avuto esperienze simili.

- **Libri di cucina e siti web di ricette:** Cerchi libri di cucina e siti web che si concentrano su ricette adatte all'emicrania. Queste risorse possono aiutarla a preparare pasti deliziosi e in linea con i suoi obiettivi dietetici. Per informazioni sul mio libro di cucina sull'emicrania, di prossima pubblicazione, consulti l'Appendice.

- **Consulenza nutrizionale:** Si rivolga a un dietologo registrato che opera nel campo della gestione e del trattamento dell'emicrania. Può fornire una guida e un supporto personalizzati per aiutarla a ottimizzare la sua dieta per la prevenzione dell'emicrania.

- **Applicazioni per il monitoraggio dell'idratazione:** utilizzi applicazioni come WaterMinder o Hydro Coach per monitorare l'assunzione giornaliera di acqua. Queste applicazioni possono aiutarla a rimanere idratata, il che è importante per la prevenzione dell'emicrania.

Sfruttando questi strumenti e risorse, può incorporare efficacemente le strategie alimentari nel suo piano di gestione dell'emicrania e migliorare la sua qualità di vita complessiva.

Punti chiave

- **Mangiare sano:** Mangiare una dieta equilibrata e ricca di nutrienti può aiutare a ridurre la frequenza e l'intensità dell'emicrania. Le diete mediterranea o MIND, che si concentrano su alimenti integrali come frutta, verdura e cereali integrali, possono essere particolarmente benefiche.

- **Diario alimentare:** Tenere traccia di ciò che mangia e di quando ha l'emicrania può aiutarla a identificare ed evitare i potenziali fattori scatenanti.

- **Rimanga idratato:** Bere acqua a sufficienza durante la giornata può aiutare a prevenire l'emicrania scatenata dalla disidratazione.

- **Prenda in considerazione gli integratori:** Alcuni integratori come il magnesio, la riboflavina (vitamina B2) e il CoQ10 possono aiutare a gestire l'emicrania, ma è importante parlare con il suo medico prima di iniziare un nuovo regime di integratori.

- **Si faccia consigliare da un professionista:** Consultare un dietologo registrato o un operatore sanitario può aiutarla a creare un piano alimentare personalizzato che supporti i suoi obiettivi di gestione dell'emicrania.

- **Approccio personalizzato:** Ciò che funziona per una persona può non funzionare per un'altra, quindi è importante ascoltare il suo corpo e trovare l'approccio che funziona meglio per lei.

Apportando queste modifiche al suo stile di vita e alla sua dieta, può nutrire il suo corpo in modo da favorire la gestione dell'emicrania e migliorare il suo benessere generale.

*****

Nel prossimo capitolo, cambieremo marcia per esplorare un altro pezzo affascinante del puzzle dell'emicrania: il ruolo dei fattori metabolici. Ci immergeremo nel modo in cui le condizioni sottostanti, come i disturbi metabolici, gli squilibri biochimici e le carenze nutrizionali, potrebbero essere potenziali colpevoli dell'emicrania.

Comprendere le influenze metaboliche può darle un'idea migliore di ciò che potrebbe scatenare la sua emicrania. E indovini un po'? Significa che avrà più strategie per combatterle! Quindi si prepari, perché questo viaggio nel metabolismo è appena iniziato.

Capitolo 8:
Fattori metabolici che contribuiscono all'emicrania

Si è mai chiesto perché alcuni alimenti o abitudini hanno la capacità di scatenare il mal di testa? La risposta è nei processi metabolici del nostro corpo. Dagli sbalzi di zucchero nel sangue agli squilibri ormonali, i fattori interni lavorano con questi elementi per provocare l'emicrania.

Il metabolismo contribuisce all'emicrania, oltre alla genetica e ai classici fattori scatenanti. Condizioni come la resistenza all'insulina e l'obesità sono collegate alla predisposizione all'emicrania. La sindrome metabolica, con obesità e squilibri del colesterolo, può influenzare lo sviluppo dell'emicrania. Anche la disfunzione mitocondriale e le alterazioni metaboliche possono avere un impatto sugli episodi di emicrania.

In questo capitolo, approfondiamo questi fattori metabolici che contribuiscono al mal di testa, scrostando gli strati per comprendere meglio il loro impatto. Esploreremo come la stabilità della glicemia, i cicli ormonali, l'idratazione e altri elementi possono attenuare o esacerbare l'emicrania. Alla fine di questo capitolo, avrà un quadro più chiaro di come i processi interni del suo corpo si relazionano con questi mal di testa debilitanti e quali passi può compiere per gestirli in modo più efficace. E per coloro che desiderano approfondire, veda l'appendice per un paio di libri importanti della mia serie Brain Health.

Le radici metaboliche dell'emicrania

Mentre continuiamo a svelare le complessità dell'emicrania, fare luce su queste influenze metaboliche, spesso trascurate, potrebbe essere una svolta. Potrebbe aprire la strada a nuove terapie e a una comprensione più profonda di ciò che guida questa condizione neurologica sfaccettata che ha un impatto su così tante vite. Scopriamo di più su quanto sopra e sul significato di questi termini complessi.

Metabolismo del glucosio

Parliamo del metabolismo del glucosio. Il glucosio è il carburante principale che fa funzionare il nostro corpo. Quando i livelli di zucchero nel sangue si abbassano troppo, una condizione nota come ipoglicemia, il cervello potrebbe non ricevere l'energia necessaria per funzionare in modo ottimale. Questo può portare a sintomi come vertigini, confusione e, sì, anche mal di testa.

Al contrario, livelli elevati di zucchero nel sangue possono anche scatenare il mal di testa, a causa delle fluttuazioni che stressano il metabolismo del corpo. Una dieta equilibrata che mantenga stabili i livelli di zucchero nel sangue è fondamentale. Prenda in considerazione spuntini che combinino proteine, grassi sani e carboidrati complessi per mantenere il glucosio stabile durante la giornata.

Resistenza all'insulina e obesità

La resistenza all'insulina si riferisce a una condizione in cui le cellule del corpo diventano resistenti agli effetti dell'insulina, un ormone che regola i livelli di zucchero nel sangue. Di conseguenza, sono necessari livelli più elevati di insulina per metabolizzare il glucosio in modo efficace. La resistenza all'insulina è collegata all'obesità, al diabete di tipo 2 e alla sindrome metabolica.

L'insulino-resistenza e l'obesità sembrano aumentare il rischio di soffrire di emicranie più frequenti e di altri tipi di mal di testa. Quando il corpo diventa resistente agli effetti dell'insulina nel regolare i livelli di zucchero nel sangue, può innescare un effetto domino metabolico. La glicemia finisce sulle montagne russe degli alti e bassi, mentre il corpo entra in uno stato di infiammazione cronica nel tentativo di compensare.

Questo ambiente infiammatorio e ricco di zuccheri richiede un tributo. Crea alti livelli di stress ossidativo che possono danneggiare le cellule e le proteine. Compromette la funzione sana dei vasi sanguigni, rendendo più difficile la loro corretta dilatazione e costrizione. E altera il delicato equilibrio neurochimico del cervello che modula le vie del dolore.

Quando l'insulina non riesce a svolgere il suo lavoro di gestione degli zuccheri nel sangue in modo efficace, crea condizioni fisiologiche che rendono i neuroni più eccitabili, i vasi sanguigni più instabili e l'intero sistema è predisposto a reazioni infiammatorie: la tempesta perfetta per scatenare un episodio di emicrania. Ripristinare l'armonia metabolica migliorando la sensibilità all'insulina può aiutare a disinnescare questa reazione a catena.

Disfunzione mitocondriale

Passiamo ora alla disfunzione mitocondriale. I mitocondri sono le centrali energetiche delle sue cellule, responsabili della produzione di ATP, la moneta energetica della cellula. Le inefficienze in questo processo possono causare una minore disponibilità di energia per il suo cervello, che può contribuire ai sintomi dell'emicrania.

Con i mitocondri disfunzionali, le cellule non ricevono il carburante energizzante di cui hanno bisogno, lasciandole impoverite e in difficoltà per lavorare in modo ottimale. Allo stesso tempo, questi mitocondri difettosi iniziano a emettere sottoprodotti ossidativi dannosi che possono danneggiare proteine, geni e strutture cellulari. Anche la naturale risposta infiammatoria dell'organismo viene messa a dura prova nel tentativo di combattere l'interruzione.

I ricercatori hanno scoperto che le persone con anomalie mitocondriali spesso soffrono di emicrania, il che dimostra che una produzione efficiente di energia cellulare gioca un ruolo fondamentale nella prevenzione del mal di testa (Wang et al., 2023). Quando i neuroni del cervello sono privi di energia adeguata e nuotano nello stress ossidativo, sono più eccitabili e inclini a emettere segnali dolorosi. Il ripristino della corretta salute mitocondriale potrebbe aiutare a stabilizzare sia il fuoco neuronale che la regolazione del flusso sanguigno.

Anomalie lipidiche

Un profilo di colesterolo fuori norma sembra mettere le persone a maggior rischio di frequenti emicranie. Stiamo parlando di livelli elevati di trigliceridi non salutari combinati con livelli ridotti del colesterolo "buono" HDL. Questa dislipidemia, come la chiamano i medici, può intralciare il lavoro metabolico in modi che possono scatenare l'emicrania.

Per prima cosa, promuove l'infiammazione in tutto il corpo. E sappiamo che l'infiammazione gioca un ruolo fondamentale nell'attivazione del sistema trigeminovascolare e delle vie del dolore alla base dell'emicrania. Questo squilibrio del colesterolo disturba anche il normale funzionamento delle cellule endoteliali che rivestono i nostri vasi sanguigni. Con la disfunzione endoteliale, i vasi non possono dilatarsi e restringersi correttamente, un'altra componente vascolare dell'emicrania.

La dislipidemia altera anche il modo in cui l'energia viene utilizzata e metabolizzata all'interno del cervello stesso. Questo potenziale stato di carenza energetica può rendere i neuroni più eccitabili e instabili.

Quindi, sia che accenda fuochi infiammatori, che comprometta la flessibilità vascolare o che metta in cortocircuito l'uso corretto dell'energia cerebrale, l'eliminazione del colesterolo dai livelli malsani emerge come un modo potenziale per ripristinare l'ordine metabolico e aiutare a tenere a bada l'emicrania.

Obesità e squilibri delle adipochine

Portare chili in più non solo affatica le articolazioni e gli organi, ma può anche amplificare il rischio di combattere l'emicrania cronica e di fare un uso eccessivo di farmaci antidolorifici. Il colpevole? Le cellule di grasso iperattive che si porta dietro.

Il tessuto adiposo non è solo un deposito passivo di calorie extra. È una fabbrica biochimica che produce molecole infiammatorie chiamate adipochine. Quando si ha un eccesso di cellule grasse a causa dell'obesità, i livelli di adipochine vengono alterati rispetto ai loro normali intervalli equilibrati. Il grasso viscerale (le cellule di grasso addominale che circondano gli organi interni) è particolarmente dannoso.

Questo squilibrio delle adipochine può mandare in tilt l'intero sistema metabolico. Alimenta un'infiammazione diffusa e altera la capacità dell'organismo di mantenere un ambiente interno stabile per un funzionamento ottimale. Questa è la ricetta per l'infiammazione neurogenica, ovvero l'eccessiva attivazione dei neuroni del dolore, implicata nei disturbi da mal di testa come l'emicrania.

L'eccesso di tessuto adiposo dovuto all'obesità crea un costante fuoco di infiammazione di basso grado in tutto il suo sistema. Queste vie del dolore infiammate sono essenzialmente bloccate in posizione "on", rendendo il suo cervello ipersensibile e predisposto agli attacchi di emicrania.

Controllare l'obesità può aiutare a ripristinare il corretto equilibrio delle adipochine e l'omeostasi metabolica. Questo potrebbe aiutare a "spegnere" quei segnali di dolore iperattivi e a fermare il circolo vizioso del mal di testa cronico e dell'uso eccessivo di farmaci. Un po' di perdita di peso può contribuire a ridurre la sofferenza dell'emicrania.

Gestire i livelli di magnesio

Come ho accennato brevemente nei capitoli precedenti, la gestione dei livelli di magnesio è un altro aspetto fondamentale. Il magnesio è un minerale critico coinvolto in numerose reazioni biochimiche e nel metabolismo dell'organismo, compresa la regolazione del sistema nervoso. Gli studi hanno dimostrato che le persone con bassi livelli di magnesio sono più soggette a soffrire di emicrania. Gli alimenti ricchi di magnesio, come le verdure a foglia, le noci, i semi e i cereali integrali, possono contribuire a mitigare questo rischio. L'integrazione regolare di questi alimenti nella sua dieta può mantenere un equilibrio minerale ottimale, riducendo potenzialmente la frequenza delle emicranie. Per saperne di più su come affrontare questo problema, consulti il mio libro sul magnesio. Per maggiori informazioni, visiti l'Appendice alla fine di questo libro.

Gli effetti della disidratazione

Non dimentichiamo quanto abbiamo discusso sull'idratazione nel capitolo precedente. La disidratazione, noto fattore scatenante del mal di testa, riduce il volume del sangue, con conseguente diminuzione del flusso sanguigno e dell'ossigeno al cervello. Questo può causare un leggero restringimento dei tessuti, che si staccano dall'osso e causano il dolore. Bere acqua a sufficienza ogni giorno è un modo semplice ma efficace per prevenire il mal di testa causato dalla disidratazione.

Equilibrio elettrolitico

Strettamente correlato all'idratazione è l'equilibrio elettrolitico. Gli elettroliti come il sodio, il potassio e il calcio sono fondamentali per il corretto funzionamento dei nervi e dei muscoli. Uno squilibrio, dovuto a sudorazione eccessiva, cattiva alimentazione o altri fattori, può causare mal di testa. Semplici modifiche alla dieta possono fare la differenza. Includere alimenti ricchi di elettroliti, come banane, avocado e yogurt, e prendere in considerazione integratori di elettroliti, se necessario, può sostenere la salute metabolica generale. Per una discussione sull'idratazione e sull'integrazione, faccia riferimento al Capitolo 7.

L'asse intestino-cervello

Un altro pezzo del puzzle metabolico dell'emicrania è l'asse intestino-cervello. L'intestino ha un sistema nervoso unico, il sistema nervoso enterico, che comunica direttamente con il cervello. Gli squilibri dei batteri intestinali possono influenzare questa comunicazione, causando potenzialmente infiammazione e mal di testa. Il consumo di probiotici attraverso alimenti come lo yogurt, il kefir e le verdure fermentate può migliorare la salute dell'intestino e, di conseguenza, ridurre l'insorgenza del mal di testa. Anche gli integratori probiotici possono essere utili; tuttavia, si rivolga a un operatore sanitario per determinare ciò che è meglio per lei. Faccia riferimento al Capitolo 4, dove ne abbiamo parlato in modo più dettagliato.

Fluttuazioni ormonali

I meccanismi esatti che collegano queste perturbazioni metaboliche all'emicrania sono ancora in via di definizione. Tuttavia, gli effetti convergenti su processi come lo stress ossidativo, l'infiammazione, l'alterazione del metabolismo energetico e la disfunzione neurovascolare sembrano svolgere un ruolo cruciale nella fisiopatologia del mal di testa. Prendere di mira queste radici metaboliche attraverso lo stile di vita, la dieta e gli interventi terapeutici può offrire nuove strade per la prevenzione e la gestione del mal di testa. Nel Capitolo 6, abbiamo fatto un'esplorazione completa degli ormoni femminili e dell'emicrania.

Stress e sonno

Infine, parliamo di stress e sonno. Entrambi influenzano in modo significativo i processi metabolici e, di conseguenza, il potenziale del mal di testa. Lo stress cronico può aumentare i livelli di cortisolo, portando a squilibri metabolici che intensificano la frequenza e la gravità del mal di testa. La privazione del sonno altera il metabolismo e sottopone il corpo a ulteriori sforzi, rendendolo più incline al mal di testa. Dare la priorità a tecniche di rilassamento come la respirazione profonda e garantire un sonno adeguato e di qualità ogni notte sono strategie efficaci per mantenere l'equilibrio metabolico. Ricorderà che abbiamo parlato del sonno nel Capitolo 2 e che abbiamo trattato la gestione dello stress nel Capitolo 5 (faccia riferimento a questo per alcuni consigli utili).

Per concludere, l'integrazione di soluzioni naturali sostenute da prove di salute olistica può essere una svolta nella gestione del suo mal di testa. Adottando questi accorgimenti, creerà un ambiente di sostegno per i complessi sistemi del suo corpo, riducendo la probabilità di mal di testa e migliorando il benessere generale.

Metodi olistici per trattare le sue emicranie

Siamo realisti: la gestione dei fattori metabolici alla base dell'emicrania va ben oltre l'assunzione di pillole. Anche se i farmaci hanno il loro posto, un approccio più olistico e integrativo che abbraccia soluzioni naturali e basate su prove può essere un vero e proprio cambiamento.

Esplorare le terapie complementari al di fuori della medicina tradizionale può essere un vero e proprio cambiamento di gioco. Essere creativi con trattamenti alternativi come il massaggio, la meditazione e lo yoga - e chi più ne ha più ne metta - può portare a un sonno migliore, a un miglioramento dell'umore e a una migliore radice dei fattori metabolici dell'emicrania. Alcune persone sono state addirittura in grado di abbandonare completamente i farmaci, trovando la giusta miscela di approcci naturali e olistici.

Naturalmente, altri combinano il meglio di entrambi i mondi, utilizzando le terapie complementari come supporto al loro regime di prescrizione. Questo uno-due pugni può aiutare a massimizzare il sollievo.

Ci pensi in questo modo: Gli stessi alimenti che introduciamo nel nostro corpo influenzano quei percorsi metabolici che possono scatenare tempeste di emicrania quando sono fuori controllo. Ripulire la sua dieta caricandola di frutta, verdura, cereali integrali e grassi sani che stimolano il cervello può aiutare a ripristinare l'armonia metabolica. Strategie alimentari come la dieta mediterranea o la dieta MIND (di cui si parla nel Capitolo 7) si sono dimostrate molto promettenti nel ridurre l'intensità e la frequenza dell'emicrania, probabilmente perché danno priorità a cibi antinfiammatori e ricchi di nutrienti.

Bilanciare la glicemia

Sì, il bilanciamento dei livelli di zucchero nel sangue fa parte dell'insieme di strumenti olistici che può utilizzare per costruire la sua resilienza cerebrale. Lasci che le spieghi perché l'equilibrio dei livelli di zucchero nel sangue è così importante per alleviare l'emicrania.

Molti dei miei pazienti e dei partecipanti al mio programma di mentorship sull'emicrania hanno trovato questo approccio vantaggioso. I picchi di zucchero nel sangue, seguiti da un rapido calo, possono scatenare l'emicrania. Spesso le persone non si rendono conto del collegamento fino a quando non osservano attentamente i tempi dei loro mal di testa e i loro schemi alimentari. In alcuni casi, i medici possono raccomandare l'uso di un monitor continuo del glucosio per confermare se la disregolazione della glicemia è un problema.

Ecco alcuni consigli per stabilizzare la glicemia:

- **Inizi i pasti con le verdure:** Mangiare prima le verdure rallenta l'assorbimento dei carboidrati, stabilizzando l'aumento di zucchero nel sangue. Inoltre, le verdure a foglia scura forniscono magnesio che allevia l'emicrania.

- **Spuntini intelligenti:** Opzioni come una mela con burro di noci o frutti di bosco e noci possono mantenere i livelli di zucchero nel sangue tra i pasti.

- **Passeggiate post-pasto:** Dopo un pasto ricco di carboidrati, un movimento leggero come una passeggiata aiuta a stabilizzare i livelli di zucchero nel sangue.

- **Grassi sani:** Includere fonti come pesce grasso, noci, semi, avocado e olio d'oliva. I grassi sani e gli omega-3 nutrono il cervello e moderano l'impatto degli zuccheri nel sangue.

Bilanciare e stabilizzare la glicemia attraverso questi aggiustamenti della dieta e dello stile di vita può ridurre sostanzialmente i fattori scatenanti l'emicrania e favorire una migliore resilienza cerebrale. Nel capitolo precedente, abbiamo parlato delle diete Mediterranea, DASH e MIND come esempi di due modelli alimentari associati a potenziali benefici per la salute del cervello e la prevenzione dell'emicrania.

Terapie complementari

Le terapie complementari per il mal di testa offrono un ampio spettro di sollievo, soprattutto per coloro che cercano alternative non mediche. L'esplorazione al di là delle cure tradizionali può essere sia potenziante che illuminante, presentando opportunità per le persone di assumere un ruolo attivo nella gestione della propria salute.

Quando parliamo di terapie complementari, è essenziale capire che il corpo di ognuno reagisce in modo diverso ai vari trattamenti. Tuttavia, immergersi in questo regno con una mente aperta e la volontà di ascoltare le esigenze del suo corpo può fare una differenza significativa.

Al di là della dieta e degli integratori, i fattori legati allo stile di vita, come lo stress cronico, possono dare una svolta metabolica all'emicrania, disregolando tutto, dall'infiammazione all'utilizzo dell'energia. È qui che le pratiche mente-corpo sono utili. Lo yoga, la meditazione e gli esercizi di respirazione sono metodi scientificamente supportati per ripristinare l'equilibrio fisiologico e metabolico, che potrebbe significare meno emicranie. Si rimanda al Capitolo 5, dove abbiamo avuto una discussione approfondita con esempi pratici da mettere in pratica.

Altre terapie comunemente riconosciute includono pratiche come l'agopuntura, il massaggio e il biofeedback, nonché aggiustamenti dietetici (come abbiamo appena detto), ognuno dei quali apporta benefici unici.

L'agopuntura, per esempio, ha radici antiche nella medicina tradizionale cinese ed è stata sempre più validata dalla ricerca moderna. Attraverso la pratica di inserire aghi sottili in punti specifici del corpo, si ritiene che l'agopuntura bilanci il flusso di energia - o "qi" - e allevi il dolore. Alcuni studi suggeriscono che può essere efficace come i trattamenti convenzionali per alcuni tipi di dolore cronico, compresa l'emicrania.

Tuttavia, l'efficacia può variare, quindi è fondamentale consultare un professionista certificato per vedere se è la soluzione giusta per lei.

La massoterapia è promettente anche per chi soffre di emicrania. Lo stress e la tensione spesso contribuiscono alla frequenza e alla gravità dell'emicrania. Sessioni regolari di massaggio possono aiutare ad alleviare la tensione muscolare e a promuovere il rilassamento, che a sua volta può ridurre gli episodi di emicrania. Tecniche specifiche, come la terapia dei punti trigger, mirano ai nodi muscolari che potrebbero indurre un dolore riferito alla testa. Nel capitolo Bonus, parleremo di alcune applicazioni e risorse utili per assisterla con queste terapie complementari.

Il biofeedback è un altro strumento innovativo nel kit delle terapie complementari. Si tratta di utilizzare dispositivi elettronici per insegnare alle persone come controllare le funzioni fisiologiche, come la tensione muscolare e la frequenza cardiaca, che possono influenzare il mal di testa. Con il tempo, i pazienti possono imparare a modulare queste risposte fisiche senza apparecchiature, offrendo benefici a lungo termine.

L'integrazione di queste soluzioni naturali è significativa se supportata da prove sufficienti provenienti dal campo della salute olistica. Ecco cosa può fare per affrontare il problema con saggezza:

- Tenga un diario del mal di testa per tenere traccia dei suoi sintomi, dei fattori scatenanti e delle terapie complementari che deciderà di provare. Parleremo più diffusamente della tenuta del diario nel Capitolo Bonus, dove esploreremo strumenti pratici.

- Consideri la possibilità di consultarsi con operatori sanitari specializzati in terapie convenzionali e olistiche per avere una guida personalizzata.

- Inizi con una terapia alla volta per monitorare la sua efficacia senza l'interferenza di altre variabili.

- Rimanga paziente e coerente; le terapie complementari spesso richiedono un periodo di tempo più lungo per dimostrare i loro pieni benefici.

L'integrazione di queste terapie nella sua routine dovrebbe riflettere una strategia più ampia che rispetti la responsabilità personale e la necessità di una rete di sicurezza. A volte, nonostante i nostri sforzi, il mal di testa persiste. È giusto cercare aiuto e utilizzare gli strumenti a nostra disposizione, sia che provengano dalla medicina tradizionale che dalle pratiche alternative.

In definitiva, l'obiettivo è quello di personalizzare un approccio sfaccettato che combini il meglio di entrambi i mondi. Così facendo, si affrontano i fattori metabolici e le complessità intrinseche delle cefalee, e si sostiene un metodo di cura più personalizzato e basato sulle evidenze. Mentre navighiamo nel panorama polarizzato delle opzioni sanitarie, la sinergia tra la libertà individuale nella scelta dei trattamenti e la responsabilità sociale nella promozione di pratiche efficaci e validate è fondamentale.

Le terapie complementari offrono una strada accessibile e spesso a basso rischio da esplorare, promettendo sollievo laddove i metodi tradizionali possono essere insufficienti. E ricordi, ogni passo verso la comprensione e l'integrazione di queste terapie è un passo verso il recupero del controllo sulla sua salute e sul suo benessere.

Attività fisica e gestione del peso

Nell'approccio sano mente-corpo, non dimentichiamo l'attività fisica e la gestione del peso, che è stata trattata in modo più dettagliato nel Capitolo 3.

Mettersi in movimento e perdere i chili in eccesso fa miracoli per ottimizzare la resistenza all'insulina, i profili del colesterolo e tutte le altre sfere metaboliche legate all'emicrania. Non è nemmeno necessario correre le maratone: gli allenamenti moderati, l'allenamento della forza e i movimenti mentali come lo yoga o il tai chi possono offrire benefici per l'emicrania.

Affiancare questi approcci olistici, naturali e basati sull'evidenza al suo piano di trattamento tradizionale è una mossa potente per recuperare il controllo sul caos metabolico e rompere il ciclo dell'emicrania. Si tratta di esplorare tutti gli strumenti del suo arsenale per trovare quello che funziona meglio per *lei*.

La chiave è lavorare a stretto contatto con il suo team sanitario per sviluppare una strategia integrativa che combini i farmaci con aggiustamenti dello stile di vita complementari e personalizzati. Con un po' di messa a punto metabolica, potrebbe scoprire che le sue emicranie diventano molto più gestibili e la sua qualità di vita aumenta.

Punti chiave

- **Sbloccare la salute metabolica per prevenire l'emicrania:** Mantenere stabili i livelli di zucchero nel sangue, raggiungere un peso sano, gestire lo stress, garantire un sonno e un'idratazione adeguati e bilanciare gli elettroliti la aiutano a bilanciare la sua salute metabolica e a prevenire l'emicrania.

- **I cambiamenti nella dieta svolgono un ruolo importante nel suo percorso di sollievo dall'emicrania:** Seguire una dieta mediterranea, assumere integratori come il magnesio e provare terapie come lo yoga, l'agopuntura e il massaggio, possono integrare efficacemente i trattamenti tradizionali dell'emicrania.

- **Bilanciare la medicina con altri approcci olistici:** Combinare i farmaci con modifiche personalizzate dello stile di vita, guidate da professionisti del settore sanitario, offre un approccio completo alla gestione dell'emicrania.

- **Attività fisica regolare e gestione del peso:** Queste strategie sono fondamentali per aiutarla a migliorare la sua salute metabolica e a ridurre il rischio di emicrania.

Per aiutarci a gestire le nostre emicranie, dobbiamo capire come i fattori metabolici giochino un ruolo nell'insorgenza e nel peggioramento di questi mal di testa. Se è interessato ad approfondire questo argomento, ho alcuni libri importanti sul glucosio e sulla salute metabolica, come parte della serie Brain Health.

Per coloro che sono interessati, si prega di consultare l'appendice per maggiori dettagli. Nei prossimi libri, offrirò un esame completo di come la disregolazione metabolica può avere un impatto sulla salute del cervello, approfondendo le ultime ricerche sulla disfunzione mitocondriale, la resistenza all'insulina, lo stress ossidativo e altri percorsi metabolici rilevanti per la salute del cervello.

*****

Nel prossimo capitolo bonus, esploreremo strumenti e strategie pratiche per gestire e ridurre il peso dell'emicrania e di altri mal di testa.

Capitolo 9:
Capitolo bonus - Strumenti e risorse pratiche

In questo capitolo, mi propongo di fornirle strumenti e risorse pratiche per aiutarla a mitigare i suoi episodi di emicrania. Si ricordi che è un approccio subottimale migliorare solo temporaneamente la sua autocura perché è malato. È come mettere un cerotto su una ferita aperta. Sta trattando il sintomo, non la causa principale. Con gli strumenti che la aiutano a gestire il suo stile di vita in modo coerente, può gestire l'emicrania per tutta la vita.

Costruire un sostegno per una gestione efficace dell'emicrania

Gestire l'emicrania può essere un viaggio impegnativo, ma ci sono molte risorse, applicazioni e soluzioni disponibili per aiutarla ad affrontarlo in modo più efficace.

Risorse educative e materiali di lettura

Uno dei primi passi è quello di informarsi sull'emicrania, sui suoi fattori scatenanti e sulle varie strategie di gestione. Ecco alcuni suggerimenti sulle opportunità per saperne di più:

- **Libri e pubblicazioni:** Molti libri eccellenti scritti da medici professionisti e specialisti dell'emicrania forniscono informazioni approfondite sull'emicrania, le sue cause e le opzioni di trattamento che potrebbe voler esplorare.

- **Risorse online:** Siti web affidabili come l'American Migraine Foundation, il Migraine Trust, il National Migraine Centre e la National Headache Foundation offrono una grande quantità di informazioni, tra cui materiali educativi, aggiornamenti sulla ricerca e consigli pratici per gestire l'emicrania.

- **Podcast e webinar:** Ascoltare i podcast o partecipare ai webinar tenuti da esperti di emicrania può essere un modo conveniente per saperne di più sugli ultimi sviluppi e sulle strategie di gestione dell'emicrania.

- **Si iscriva alla mia mailing list:** Se è interessato a ricevere periodicamente ulteriori informazioni, tra cui consigli per migliorare l'emicrania e webinar gratuiti e regolari, vorrei invitarla a iscriversi alla mia mailing list. Per iscriversi, segua il codice QR fornito alla fine di questo libro, oppure il link bit.ly/migraine-book-bonuses

Costruire una comunità di supporto per l'emicrania

Nel momento in cui intraprende l'implementazione di cambiamenti nello stile di vita e di nuove strategie di gestione, avere una comunità di supporto può essere inestimabile. Connettersi con altre persone che comprendono le sfide della convivenza con l'emicrania può fornire incoraggiamento, motivazione e senso di appartenenza.

- **Gruppi di supporto online:** Esistono vari forum online e gruppi sui social media dedicati al supporto dell'emicrania, dove può entrare in contatto con altri, condividere esperienze e offrire o ricevere consigli.

- **Gruppi di sostegno di persona:** In molte città esistono gruppi di sostegno in persona per le persone affette da emicrania, che possono essere un ottimo modo per entrare in contatto con altre persone nella sua zona.

- **Organizzazioni di advocacy:** Si tratta di organizzazioni come Miles for Migraine e la Coalition for Headache and Migraine Patients (CHAMP), che offrono l'opportunità di essere coinvolti nelle iniziative di advocacy e di entrare in contatto con la comunità dell'emicrania.

- **Programmi e risorse online:** Oltre ai gruppi di sostegno, esistono diverse risorse e comunità online dedicate alla gestione dell'emicrania. Per esempio, la Canadian Headache Society offre il programma Mastermind, che offre risorse educative e una guida personalizzata per attuare cambiamenti nello stile di vita e gestire l'emicrania in modo efficace. Offro anche un programma di mentorship online BRA(i)NS® senza emicrania, vedere l'appendice per informazioni, se di interesse.

Personalizzare il suo approccio alla gestione dell'emicrania

È importante ricordare che ogni individuo è unico: ciò che funziona per una persona può non funzionare per un'altra. Questo vale anche per la gestione dell'emicrania.

- **Identificare i suoi fattori scatenanti:** Abbiamo già parlato dell'importanza di tenere un diario dettagliato dell'emicrania per tenere traccia dei potenziali fattori scatenanti, come alimenti specifici, livelli di stress, modelli di sonno o fattori ambientali.

- **Sperimentare e modificare le strategie:** Sia aperto a provare diverse strategie e ad apportare modifiche in base alle sue esperienze e scelte personali.

- **Cercare una guida professionale:** Collabori con il suo medico o con uno specialista di emicrania per sviluppare un piano personalizzato che tenga conto delle sue esigenze e circostanze uniche.

- **Trovare le strategie giuste per lei:** Si ricordi che la chiave del successo della gestione dell'emicrania è trovare le strategie che funzionano meglio per lei. Non si scoraggi se ci vuole tempo e sperimentazione per trovare l'approccio giusto. Sia paziente, sia persistente e non esiti a chiedere supporto.

Approfondiamo un po' queste diverse strategie che potrebbe decidere di utilizzare nel suo viaggio.

Tracciamento dell'emicrania e identificazione dei fattori scatenanti

Più riesce a decifrare il codice del suo puzzle unico di emicrania attraverso un monitoraggio meticoloso, meglio sarà armato per affrontare i fattori scatenanti e prevenire future battaglie cerebrali. È il primo passo importante per recuperare il controllo su questa condizione debilitante.

L'importanza di tenere un diario dettagliato sull'emicrania

Ricorda il paragone che ho fatto nel Capitolo 7 (quando si parlava di tenere un diario alimentare) tra il tenere un diario dettagliato dell'emicrania e l'essere un detective che indaga sul mistero dell'emicrania? Ebbene, questo concetto si applica anche ad altre abitudini di vita. Ci pensi: l'emicrania può essere incredibilmente personale e ciò che mette in moto il ciclo dell'emicrania di una persona potrebbe essere diverso per la persona successiva. Ecco perché tenere traccia dei suoi sintomi e dei potenziali fattori scatenanti è così importante.

Si tratta di unire i punti e di cercare degli schemi. La brutale emicrania è stata scatenata dal vino rosso che ha bevuto con la cena di ieri sera? O è stato tutto lo stress del lavoro? Sta sperimentando cambiamenti ormonali? Registrando diligentemente i dettagli di ciò che ha mangiato, di come ha dormito, del suo ciclo e degli eventi o delle emozioni più importanti, inizia a mettere insieme il suo personale diagramma a torta dei fattori scatenanti l'emicrania.

E avere tutti questi dati a portata di mano rende il suo prossimo appuntamento con il medico molto più prezioso. Invece di avere solo ricordi vaghi, può tirare fuori il suo dossier sull'emicrania e dare al suo medico una finestra chiara sulle sue esperienze. In questo modo, sarà più facile sviluppare un piano di trattamento efficace e personalizzato, che risponda in modo specifico alle sue esigenze.

- **Rilascio emotivo:** Quando sente l'inizio di un'aura di emicrania o quel dolore intenso che inizia a stringere la testa, prenda immediatamente il suo diario. Poi faccia un brain dump, sfogando tutti i suoi sentimenti sulla pagina senza censura. Far uscire l'agitazione emotiva impedisce che rimanga imbottigliata e che si manifesti il dolore fisico.

- **Ristrutturazione cognitiva:** Durante un attacco, le spirali di pensieri negativi sono comuni. Può ritrovarsi a pensare cose come: "Non riuscirò mai ad avere sollievo", "Sono disabile per questo" e altro ancora. Scrivere un diario aiuta a introdurre una prospettiva razionale. Rilegga le voci precedenti su come ha superato gli episodi passati e riformuli la sua mentalità dalla disperazione alla perseveranza paziente.

- **Espressione creativa:** Che si tratti di poesie in forma libera, di schizzi di schemi di dolore o di mantra calligrafici, essere creativamente espressivi è così terapeutico. Fare qualcosa di bello da qualcosa di difficile è un'esperienza che dà forza. La sua arte ispirata all'emicrania può essere molto catartica.

- **Pratica della gratitudine:** Nelle giornate positive, faccia una lista di ciò per cui è grato: poter preparare un pasto, giocare con il suo cane o semplicemente respirare aria fresca. Questa positività prepara la sua mentalità alla resilienza durante gli inevitabili episodi difficili.

L'atto di scrivere le cose è quasi come aprire una valvola di pressione nella sua mente e nel suo corpo, eliminando l'arretratezza emotiva che spesso esacerba e prolunga gli attacchi di emicrania.

Porti con sé il suo fidato diario ovunque. Questo le darà uno sfogo per mantenere in modo proattivo il suo benessere emotivo, mentale e fisico. È uno strumento conveniente e versatile per la sua cassetta degli attrezzi per affrontare l'emicrania.

Registrazione di potenziali fattori scatenanti

Quando cerca di identificare i potenziali fattori scatenanti dell'emicrania, consideri di tenere traccia di tutto, dai cibi che sgranocchia ai temporali che si scatenano all'esterno. Il suo diario funziona come un diario dell'emicrania. Annoti cose come l'assunzione di cibo, la qualità del sonno, il ciclo mestruale, i livelli di stress, i cambiamenti meteorologici, qualsiasi cosa possa essere un potenziale fattore scatenante. Con il tempo, emergeranno degli schemi che le permetteranno di essere proattivo nella prevenzione.

Nel Capitolo 7, abbiamo stabilito che l'alimentazione è un fattore importante: alcuni ingredienti o additivi possono essere dei veri e propri istigatori di emicrania per alcune persone. Annotando il suo menu completo, potrebbe notare degli schemi da spaccare la testa che emergono dopo quella pizza all'acciuga o quel mucchio di formaggio stagionato. Una volta identificati, può dire addio a questi colpevoli culinari.

Ma non si tratta solo di ciò che si mangia. Gli alti e bassi ormonali delle donne possono innescare il plotone d'esecuzione dell'emicrania. Registrare attentamente i cicli mestruali e i dettagli relativi alla perimenopausa o alla menopausa fornisce indizi su questi effetti domino biochimici.

Lo stress è un altro grande catalizzatore di emicrania, quindi prendere nota di eventuali ritmi di lavoro, pressioni familiari o semplicemente del caos generale della vita è utile. Potrebbe notare che l'emicrania si concentra nelle settimane di maggior stress.

Poi ci sono le forze esterne, come il meteo, che è un vero e proprio jolly. I cambiamenti radicali delle temperature, dell'umidità o persino della pressione atmosferica e dei fronti temporaleschi possono potenzialmente far scattare l'emicrania in alcune persone. Seguire gli sbalzi d'umore di Madre Natura aiuta a rivelare la sua influenza.

Anche se la documentazione può essere utile, è importante affrontarla con equilibrio e apertura mentale, perché anche i fattori o i modelli di stile di vita più sottili possono fornire spunti per gestire la sua esperienza unica di emicrania.

Applicazioni e strumenti digitali per monitorare facilmente l'emicrania

Il bello della tecnologia moderna è che ci sono tonnellate di applicazioni e strumenti digitali facili da usare, progettati per rendere il monitoraggio dell'emicrania militante un gioco da ragazzi. Può registrare rapidamente i dettagli dal suo smartphone in pochi tocchi. Alcune applicazioni le permettono persino di fotografare i farmaci per l'emicrania o di scansionare i codici a barre delle confezioni di cibo! Ecco alcune applicazioni e strumenti digitali che possono facilitare il monitoraggio:

- **Migraine Buddy:** questa applicazione le consente di tenere traccia delle sue emicranie, compresi i sintomi, i fattori scatenanti e i farmaci. Fornisce anche approfondimenti e rapporti per aiutarla a capire i suoi modelli di emicrania.

- **App N1-Headaches Curelator:** Questa applicazione la aiuta a monitorare le sue emicranie, i sintomi e i potenziali fattori scatenanti. Offre inoltre approfondimenti personalizzati basati sui suoi dati, per aiutarla a gestire l'emicrania in modo più efficace.

- **Monitoraggio dell'emicrania:** Tiene un registro delle sue emicranie monitorando i fattori scatenanti, i sintomi e i trattamenti. Fornisce anche rapporti personalizzabili da condividere con il suo medico curante.

- **iHeadache:** Questa applicazione le permette di tenere traccia delle sue emicranie, compresa l'intensità del dolore, i fattori scatenanti e i farmaci. Offre anche rapporti personalizzati per aiutarla a identificare gli schemi e i fattori scatenanti.

L'utilizzo di queste applicazioni e strumenti può aiutarla a tenere traccia delle sue emicranie in modo più semplice e a fornire informazioni preziose che lei e il suo operatore sanitario potrete utilizzare per gestire efficacemente la sua emicrania.

Utilizzi le informazioni in collaborazione con il suo medico.

Collabori strettamente con il suo medico per identificare i suoi fattori scatenanti l'emicrania. I risultati del suo diario o della sua app saranno di grande aiuto al suo medico. Possono aiutarla ad analizzare i suoi sintomi, i fattori dello stile di vita e i potenziali fattori scatenanti per individuare i modelli. Insieme, potrete sviluppare un piano per gestire l'emicrania e ridurre al minimo l'impatto sulla sua vita.

Strumenti per le terapie complementari e integrative

Ecco alcune applicazioni pratiche e altre risorse per gestire l'emicrania attraverso terapie complementari e integrative. Molte di queste sono gratuite o hanno versioni gratuite, funzionano sia su iOS che su Android e le permettono di personalizzare le terapie o di ricevere indicazioni per alleviare l'emicrania in movimento.

Risorse utili per la gestione olistica dell'emicrania

Integrare le terapie complementari nel suo piano di gestione dell'emicrania può fornire un ulteriore supporto e aiutarla ad adottare un approccio olistico alla sua salute e al suo benessere.

Applicazioni per massaggio, agopressione e agopuntura

Una terapia di massaggio regolare può aiutare a ridurre la tensione muscolare e lo stress. L'agopuntura può aiutare a ridurre la frequenza e la gravità dell'emicrania. Alcune delle applicazioni che potrebbe voler esplorare sono:

- **Massage Rebel (iOS, Android):** Questa applicazione offre routine di massaggio guidate, specificamente progettate per alleviare il mal di testa e l'emicrania. Include tecniche come il massaggio alle tempie, la terapia dei punti di pressione e le routine di massaggio al collo e alle spalle.

- **Massaggio per alleviare il mal di testa (Android):** Questa applicazione è incentrata sull'automassaggio per alleviare il mal di testa e l'emicrania. Dispone di guide visive e istruzioni per i punti di agopressione e per le tecniche di massaggio del collo, del cuoio capelluto e del viso.

- **Migraine Massage Buddy (iOS):** Creata da una terapista del massaggio, questa applicazione dimostra le tecniche di massaggio come l'effleurage, il petrissage e la terapia dei punti trigger per alleviare il dolore dell'emicrania. Dispone di timer e promemoria.

- **Applicazioni per l'agopuntura e la digitopressione:** Simple Acupressure e Acupuncture Mate.

L'uso di un'app può rendere più comoda la pratica regolare della digitopressione, che alcuni trovano utile per la prevenzione dell'emicrania e la gestione tra gli attacchi acuti.

Applicazioni di aromaterapia

Gli oli essenziali come la lavanda o la menta piperita possono potenzialmente ridurre i sintomi dell'emicrania. Può inalare questi oli o applicarli sulla pelle (diluiti con un olio vettore) per ottenere sollievo. Le applicazioni che la aiutano a personalizzare le sue miscele di oli essenziali, a combinarle con l'uso della musica e a vedere le valutazioni dei consumatori sulle miscele esistenti, includono:

- Rinnovare
- Essenza
- AromaTrail

Applicazioni per gli approcci mente-corpo

Pratiche come lo yoga, il tai chi e il biofeedback possono aiutare a gestire lo stress e a migliorare il benessere generale, riducendo la frequenza e la gravità dell'emicrania. La meditazione e la mindfulness sono altri ottimi modi per concentrarsi su aree specifiche del suo corpo e aiutarla a rilassarsi. Le applicazioni di meditazione o mindfulness da prendere in considerazione sono:

- **Ten Percent Happier:** Offre un coaching di esperti sulla riduzione dello stress e sulla meditazione (si iscriva per ottenere uno sconto bonus utilizzando il link nell'appendice).
- **Calm:** Meditazione guidata, storie di sonno, esercizi di mindfulness
- **Headspace:** Formazione alla meditazione e alla mindfulness
- **Insight Timer:** migliaia di meditazioni guidate gratuite

Le applicazioni per lo yoga o l'esercizio fisico da prendere in considerazione sono:

- **Cane a terra:** Video di pratica yoga personalizzati
- **Nike Training Club:** Allenamenti gratuiti, yoga, mindfulness
- **Alo Moves:** Yoga, meditazione e altri corsi di fitness

App sugli integratori orali e le erbe

Forse ricorderà che abbiamo parlato di alcune di queste applicazioni all'inizio del libro. Alcune persone trovano sollievo dall'emicrania assumendo alcuni integratori o erbe, come il magnesio, la riboflavina (vitamina B2), il partenio o il butterbur. Le applicazioni di monitoraggio degli integratori o delle erbe includono:

- **MyFitnessPal:** Registri gli integratori, le erbe e tenga traccia dei nutrienti
- **Youtrition:** Promemoria e tracciamento di vitamine/integratori

Risorse per la pratica basata sulle evidenze

Esplori le terapie che hanno prove scientifiche a sostegno della loro efficacia per l'emicrania. Siti web come il National Center for Complementary and Integrative Health (NCCIH) e la Cochrane Library offrono informazioni affidabili sull'efficacia di varie terapie.

Suggerimenti per regolare il suo ambiente

La gestione dell'emicrania implica spesso la necessità di apportare modifiche ambientali per ridurre l'esposizione ai potenziali fattori scatenanti e creare uno spazio più confortevole durante gli attacchi. Ecco alcuni strumenti e risorse pratiche per gestire i fattori ambientali.

Ambienti a basso stimolo durante gli attacchi di emicrania

- Crei una stanza buia, silenziosa e fresca chiudendo le tende, spegnendo le luci e utilizzando un ventilatore o un condizionatore d'aria.

- Riduca al minimo il rumore utilizzando tappi per le orecchie o cuffie a cancellazione di rumore.

- Eviti gli odori forti, come i profumi, i prodotti per la pulizia o alcuni alimenti.

Gestire i fattori scatenanti di luce, suoni e odori

- Utilizzi tende filtranti o oscuranti per controllare l'esposizione alla luce.

- Installi interruttori dimmer o utilizzi lampade con luminosità regolabile.

- Utilizzi macchine per il rumore bianco o app per mascherare i suoni esterni.

- Prenda in considerazione l'utilizzo di purificatori d'aria o diffusori di oli essenziali (con cautela) per gestire gli odori.

Utilizzare occhiali da sole, dispositivi di cancellazione del rumore e oli essenziali.

- Investa in un buon paio di occhiali da sole o da emicrania con lenti colorate per ridurre la sensibilità alla luce.

- Utilizzi cuffie a cancellazione di rumore o tappi per le orecchie per bloccare i rumori forti.

- Esplori gli oli essenziali come la menta piperita o la lavanda, che possono dare sollievo ad alcuni individui (faccia attenzione e si rivolga al suo medico di fiducia).

Creare uno spazio personalizzato che favorisca l'emicrania

- Designi una stanza o un'area tranquilla e buia della sua casa come rifugio per l'emicrania.

- Utilizzi tende oscuranti, materiali fonoassorbenti e biancheria da letto confortevole per creare un ambiente rilassante.

- Tenga a portata di mano un kit di strumenti per l'emicrania con oggetti come impacchi di ghiaccio, mascherine per gli occhi, tappi per le orecchie e i farmaci necessari.

- Prenda in considerazione l'utilizzo di profumi calmanti, luci soffuse o macchine per il rumore bianco per personalizzare lo spazio.

Si ricordi che i fattori scatenanti dell'emicrania e le scelte di vita di ognuno differiscono, quindi è importante sperimentare e trovare le modifiche ambientali che funzionano meglio per lei. Consultare un professionista della salute o uno specialista dell'emicrania può anche aiutarla a sviluppare un piano completo di gestione dell'emicrania.

Punti chiave

- **La gestione dell'emicrania richiede un approccio multiforme:** Questo comporta modifiche dello stile di vita, cambiamenti nella dieta, tecniche di gestione dello stress e adattamenti ambientali.

- **Incorporare strumenti e risorse pratiche nella sua routine quotidiana:** Questo può aiutarla a gestire l'emicrania e a migliorare la sua qualità di vita complessiva. Sono disponibili diverse applicazioni e risorse online per assisterla nel suo percorso di benessere.

- **La personalizzazione è fondamentale:** Ciò che funziona per una persona può non funzionare per un'altra. Collabori strettamente con gli operatori sanitari per trovare il piano di trattamento migliore, adatto alle sue esigenze specifiche.

- **Favorisce la resilienza e l'autoefficacia:** In questo modo, assume il controllo della gestione dell'emicrania e affronta le sfide con fiducia.

*****

Ora che siamo giunti alla fine di questa incredibile esperienza di apprendimento, ricapitoliamo brevemente concludendo ciò che abbiamo imparato finora e guardando al cammino che ci attende.

Conclusione

In *Liberarsi dall'emicrania in modo naturale*, ci siamo concentrati sul potere del suo stile di vita e sull'adozione di un approccio completo e olistico alla gestione della sua emicrania. La nostra attenzione principale è stata rivolta alle strategie preventive che vanno oltre il semplice trattamento dei sintomi e al trattamento olistico dei sintomi attuali.

Vede, ognuno di noi ha una soglia per l'emicrania, una linea invisibile che, se superata, aumenta la probabilità che si verifichi un attacco. È quasi come una bilancia, con vari fattori scatenanti che si accumulano su un lato fino a quando non superano la capacità del suo corpo di controbilanciarli. La mia missione qui è aiutarla ad alzare il più possibile questa soglia, fortificando la sua resilienza in modo da poter sopportare meglio gli stress della vita senza cadere in un'emicrania.

Abbiamo affrontato questo problema in due modi principali: Alimentando la sua resilienza cerebrale e ripristinando l'equilibrio del suo sistema nervoso autonomo (ANS), il centro di controllo che regola le funzioni corporee chiave. Offro anche questo approccio di costruzione della resilienza cerebrale e di bilanciamento del sistema nervoso autonomo, attraverso il programma BRA(i)NS® (vedere l'appendice per i dettagli).

Capisco quanto l'emicrania possa essere opprimente, ed è per questo che il mio approccio mira a incontrarla nel punto in cui si trova. Spero che questo sia stato un viaggio di trasformazione per lei fino ad ora. Ancora di più, spero che continuerà questo viaggio e che lo porterà a termine fino a giorni migliori e senza dolore.

Pensieri finali

In tutto il libro, abbiamo esplorato un approccio olistico alla gestione dell'emicrania che va oltre il trattamento dei sintomi. Nutrendo la resilienza cerebrale attraverso l'ottimizzazione del sonno, dell'attività fisica, dell'alimentazione, degli integratori, della salute metabolica e della salute intestinale e cerebrale, doterà il suo corpo e la sua mente degli strumenti per resistere più efficacemente ai fattori scatenanti l'emicrania.

Ripristinare l'equilibrio della sua ANS attraverso la mindfulness, il lavoro sul respiro, lo yoga e le pratiche mente-corpo rafforza ulteriormente la sua capacità di contrastare gli stress che possono far precipitare gli attacchi di emicrania. E comprendendo il ruolo degli ormoni, incorporando terapie complementari e sviluppando strategie per identificare ed evitare i fattori scatenanti personali, sta facendo i primi passi verso l'innalzamento della sua soglia di emicrania.

Questo viaggio verso il sollievo dall'emicrania non è una soluzione rapida, ma una trasformazione dello stile di vita che richiede pazienza, impegno e autocompassione. Potrebbero esserci delle battute d'arresto lungo il percorso, ma attuando con costanza le strategie descritte in questo libro, getterà una solida base per la gestione dell'emicrania a lungo termine.

Si ricordi che non è solo in questa battaglia. Innumerevoli altre persone hanno percorso questo cammino prima di lei e, condividendo la nostra saggezza collettiva e le nostre esperienze, possiamo sostenerci a vicenda nel recuperare le nostre vite dalla morsa dell'emicrania.

La incoraggio a perseverare con le strategie e le intuizioni condivise in questo libro, adattando e perfezionando il suo approccio secondo le necessità. La gestione dell'emicrania è un viaggio continuo, ma ne vale la pena per il dono inestimabile di vivere una vita libera dal dolore incessante e dall'interruzione di questi attacchi debilitanti.

Ora le chiedo gentilmente un momento del suo tempo. Se ha trovato valore nelle intuizioni, nelle strategie e nelle conoscenze condivise in questo libro, le sarei incredibilmente grato se potesse dedicare qualche minuto a lasciare una recensione. I suoi pensieri e feedback onesti sono preziosi per me e intendo leggere ogni singola recensione con attenzione e apprezzamento.

Non solo le recensioni dei lettori mi ispirano a continuare a creare contenuti significativi, ma aiutano anche i colleghi lettori a prendere decisioni informate sulle loro prossime scelte di lettura. Una recensione, per quanto breve, è un piccolo gesto che può avere un impatto profondo.

Il suo sostegno significa molto per me e la ringrazio in anticipo per aver preso in considerazione questa richiesta.

Se desidera rimanere in contatto e ricevere notizie sui prossimi seminari ed eventi riguardanti la salute del cervello. Offro regolarmente dei webinar gratuiti sull'emicrania, quindi la invito a iscriversi alla mia mailing list all'indirizzo bit.ly/drwongbrainhealth per rimanere informato sui prossimi eventi. Alla fine di questo libro troverà anche un codice QR che la indirizzerà al mio sito web. Tenga d'occhio i miei prossimi libri, tra cui *Il libro sulla salute del cervello per gli adulti*, in cui condividerò passi pratici per migliorare la salute del cervello, come ad esempio raggiungere la chiarezza e la concentrazione.

*****

Le auguro tutto il meglio in questo percorso di trasformazione e spero che questo libro le serva da guida fidata e da fonte di empowerment lungo il cammino.

Può aiutarmi per favore?

Grazie ancora per aver letto questo libro! Spero che l'abbia trovato interessante e utile.

Le recensioni di libri fanno la differenza nella scopribilità dei libri.

Mi piacerebbe conoscere le sue opinioni con una rapida recensione su Amazon.

Lo apprezzo molto e leggerò le sue recensioni.

Per sua comodità, i seguenti codici QR o link la portano direttamente alla pagina della recensione sul rispettivo mercato Amazon:

Amazon.it/review/create-review?&asin=1917353170

Amazon.com/review/create-review?&asin=1917353170

Appendice

Desidera partecipare GRATUITAMENTE a uno dei miei prossimi webinar BRA(i)NS ® senza emicrania?

Riceva i suoi bonus del libro sull'emicrania, che includono:

- Lista di controllo del sonno
- Audioguide alla Meditazione Mindfulness
- Un biglietto gratuito per il mio webinar BRA(i)NS ® senza emicrania
- Sconto per l'applicazione di meditazione 10% Happier

Si registri per i suoi bonus utilizzando questo link

bit.ly/migraine-book-bonuses

Desidera una copia Kindle gratuita di uno dei miei prossimi libri?

La mia missione, scrivendo questi libri, è quella di fornire alle persone informazioni di buona qualità per migliorare la loro salute e il loro benessere cerebrale.

Prossimamente:

Magnesio: Ripristina e rivitalizza il suo cervello e il suo corpo

Dormire meglio per prosperare: Passi pratici che miglioreranno la sua vita

Smettere subito con i cibi ultraprocessati: Passi pratici per trasformare il suo stile di vita e sentirsi meglio velocemente

Registri il suo interesse qui:

bit.ly/drwongbooks

Riferimenti

I riferimenti forniti qui di seguito comprendono un mix di articoli scientifici e siti web educativi che forniscono informazioni preziose e a cui può accedere facilmente per approfondire la lettura. Tenga presente che vengono condotti costantemente nuovi studi. Può utilizzare le risorse qui presenti per aiutarla a costruire la sua base di conoscenze e ad assumere la responsabilità del suo percorso di salute.

Afridi, S. K. (2018). Concetti attuali sull'emicrania e la loro rilevanza per la gravidanza. *Medicina ostetrica*, *11*(4), 154-159. https://doi.org/10.1177/1753495X18769170

Al-Hassany, L., Haas, J., Piccininni, M., Kurth, T., Maassen Van Den Brink, A., & Rohmann, J. L. (2020). Dare ai ricercatori un mal di testa: differenze di sesso e di genere nell'emicrania. *Frontiers in neurology*, *11*, 549038. https://doi.org/10.3389/fneur.2020.549038

Accademia americana di allergie, asma e immunologia (AAAAI). (2023, 27 dicembre). *Mal di testa da allergia e mal di testa da sinusite*. https://www.aaaai.org/tools-for-the-public/conditions-library/allergies/headaches-connected-to-allergies-and-sinus-problem

Fondazione americana per l'emicrania. (n.d). *Emicrania A-Z le cose che i nostri esperti vogliono che lei sappia*. https://americanmigrainefoundation.org/glossary/

Amin, F. M., Aristeidou, S., Baraldi, C., Czapinska-Ciepiela, E. K., Ariadni, D. D., Di Lenola, D., Fenech, C., Kampouris, K., Karagiorgis, G., Braschinsky, M., Linde, M., & European

Headache Federation School of Advanced Studies (EHF-SAS), 2018). L'associazione tra emicrania ed esercizio fisico. *The journal of headache and pain*, *19*(1), 83. https://doi.org/10.1186/s10194-018-0902-y

Amiri, P., Kazeminasab, S., Nejadghaderi, S. A., Mohammadinasab, R., Pourfathi, H., Araj-Khodaei, M., Sullman, M. J. M., Kolahi, A. A., & Safiri, S. (2022). Emicrania: Una revisione sulla sua storia, epidemiologia globale, fattori di rischio e comorbidità. *Frontiers in neurology*, *12*, 800605. https://doi.org/10.3389/fneur.2021.800605

Balban, M. Y., Neri, E., Kogon, M. M., Weed, L., Nouriani, B., Jo, B., Holl, G., Zeitzer, J. M., Spiegel, D., & Huberman, A. D. (2023). Brevi pratiche di respirazione strutturata migliorano l'umore e riducono l'eccitazione fisiologica. *Rapporti sulle cellule. Medicina*, *4*(1), 100895. https://doi.org/10.1016/j.xcrm.2022.100895

Barth, C., Villringer, A. e Sacher, J. (2015). Gli ormoni sessuali influenzano i neurotrasmettitori e modellano il cervello femminile adulto durante i periodi di transizione ormonale. *Frontiers in neuroscience*, *9*, 37. https://doi.org/10.3389/fnins.2015.00037

Becker, W. J. (2018). Emicrania e gravidanza. Cefalea: The Journal of Head and Face Pain, *58*(9), 1479-1493. https://doi.org/10.1111/head.13378

Biscetti, L., Cresta, E., Cupini, L. M., Calabresi, P., Sarchielli, P. (2023). Il ruolo putativo della neuroinfiammazione nella complessa fisiopatologia dell'emicrania: Dal banco al letto del malato. *Neurobiologia delle malattie*, 180.

https://doi.org/10.1016/j.nbd.2023.106072.

Brown, B. (2022). Emicrania: opportunità di gestione con la nutrizione di precisione. *Giornale di Medicina Nutrizionale*, 1 (3), 117-152.

Calhoun, A. H. (2012). Argomenti attuali e controversie sull'emicrania mestruale. *Cefalea: The journal of head and face pain*, 1 (52), 8-11. https://doi.org/10.1111/j.1526-4610.2012.02130.x

Calhoun, A. H. (2017). Trattamento dell'emicrania in gravidanza e allattamento. *Current Pain and Headache Reports* 21, 46. https://doi.org/10.1007/s11916-017-0646-4.

Cardia, L., Calapai, F., Mondello, C., Quattrone, D., Elisa Sorbara, E., Mannucci, C., Calapai, G., & Mondello, E. (2020). Uso clinico degli acidi grassi omega-3 nell'emicrania: Una revisione narrativa. *Medicina*, 99(42), e22253. https://doi.org/10.1097/MD.0000000000022253

Centri per il controllo e la prevenzione delle malattie (2022, 13 settembre).
https://www.cdc.gov/sleep/about_sleep/sleep_hygiene.html

Champaloux, S. W., Tepper, N. K., Monsour, M., Curtis, K. M., Whiteman, M. K., Marchbanks, P. A., & Curtin, D. (2017). Uso di contraccettivi ormonali combinati tra le donne con emicrania e rischio di ictus ischemico. *American Journal of Obstetrics and Gynecology*, 216(5), 489.e1-489.e7. https://doi.org/10.1016/j.ajog.2017.01.024

Chen, P. K., & Wang, S. J. (2018). Sintomi non cefalalgici nei pazienti con emicrania. *Ricerca*, 7, 188. https://doi.org/10.12688/f1000research.12447.1

Chen, Q., Chen, O., Martins, I. M., Hou, H., Zhao, X., Blumberg, J. B., & Li, B. (2017). I peptidi di collagene migliorano la disfunzione della barriera epiteliale intestinale nei monostrati di cellule Caco-2 immunostimolanti attraverso il potenziamento delle giunzioni strette. *Food & function*, 8(3), 1144-1151. https://doi.org/10.1039/c6fo01347c

Cleveland Clinic. (n.d.). *Mal di testa.* https://my.clevelandclinic.org/health/diseases/9639-headaches

Crida, D. (n.d.). *Strategie nutrizionali per la prevenzione dell'emicrania.* Igennus Healthcare Nutrition. https://igennus.com/blogs/articles/nutritional-strategies-for-migraine-prevention

Diamond, M., & Marcus, D. (2016, 13 agosto). *Dieta e controllo dell'emicrania.* Fondazione americana per l'emicrania. https://americanmigrainefoundation.org/resource-library/diet/

Dimidi, E., Cox, S. R., Rossi, M., Whelan K. Alimenti fermentati: Definizioni e caratteristiche, impatto sul microbiota intestinale ed effetti sulla salute e sulla malattia gastrointestinale. *Nutrienti.* 2019; 11(8):1806. https://doi.org/10.3390/nu11081806

Edvinsson, L., Haanes, K. A., Warfvinge, K. (2019, 1 luglio).

L'infiammazione ha un ruolo nell'emicrania? *Nature Reviews Neurology*, 15 (483-490). https://doi.org/10.1038/s41582-019-0216-y

Efthymakis, C, Matteo, N. (2022). Il ruolo dello Zinco L-Carnosina nella prevenzione e nel trattamento delle malattie della mucosa gastrointestinale nell'uomo: una revisione. *Clinics and Research in Hepatology and Gastroenterology*, 46 (7) https://doi.org/10.1016/j.clinre.2022.101954.

Ezra, Y., & Colson, N. J. (2015). Terapia ormonale ed emicrania. Terapia, 12(3), 339-357. https://doi.org/10.2217/pmt.15.9

Fishell, R. A. (1988). Il rapporto tra la posizione e l'incidenza di cefalea spinale dopo l'anestesia spinale nella donna giovane e adulta. *Virginia Commonwealth University VCU Scholars Compass. Tesi e dissertazioni.* https://doi.org/10.25772/KGQB-1S86

Gao, L., Huanhuan, Q., Gao, N., Kai, L., Dang, E., Wenbin, T., Gang, W. (2020). Un'analisi retrospettiva per il trattamento delle teleangectasie del viso con il laser a colorante pulsato e la luce pulsata intensa configurata con diverse bande di lunghezza d'onda. *J Cosmet Dermatol.* 2020; 19: 88-92. https://doi.org/10.1111/jocd.13179

Garza, I. & Schwedt, T. J. (2023, 17 gennaio). *Emicrania continua.* UptoDate. https://www.uptodate.com/contents/hemicrania-continua

Genetica, fisiopatologia, diagnosi, trattamento, gestione e prevenzione dell'emicrania. *Giornale di neurologia* https://www.sciencedirect.com/science/article/pii/S0753332221003425

Goadsby, P. (n.d). *Citazione del dottor Peter Goadsby in Che cos'è l'emicrania?* The Migraine Trust. https://migrainetrust.org/understand-migraine/what-is-migraine/

Goadsby, P. J. (2021, 18 ottobre). Riconoscere i sintomi dell'emicrania non legati al mal di testa. UCLA Health. https://www.uclahealth.org/news/migraine-non-headache-symptoms

Goadsby, P. J., Holland, P. R., Martins-Oliveira, M., Hoffmann, J., Schankin, C., & Akerman, S. (2017). Fisiopatologia dell'emicrania: Un disturbo dell'elaborazione sensoriale. *Physiological Reviews, 97*(2), 553-622. https://doi.org/10.1152/physrev.00034.2015

Gross, E. C., Klement, R. J., Schoenen, J., D'Agostino, D. P., & Fischer, D. (2019). Potenziali meccanismi protettivi dei corpi chetonici nella prevenzione dell'emicrania. *Nutrients, 11*(4), 811. https://doi.org/10.3390/nu11040811

Harvard Health Publishing (n.d.). *Il sonno.* https://www.health.harvard.edu/topics/sleep

Harvard Health Publishing. (2023, 13 giugno). *Cosa le dice la sua frequenza cardiaca.* Harvard Medical School. https://www.health.harvard.edu/heart-health/what-your-heart-rate-is-telling-you

Healthdirect (n.d.). *Emicrania.* https://www.healthdirect.gov.au/migraine

Hindiyeh, N. A., Zhang, N., Farrar, M., Banerjee, P., Lombard, L., & Aurora, S. K. (2020). Il ruolo della dieta e della nutrizione nei fattori scatenanti e nel trattamento dell'emicrania: Una revisione sistematica della letteratura. *Cefalea: The Journal of Head and Face Pain, 60*(7), 1300-1316. https://doi.org/10.1111/head.13836

Holroyd, K. A., Cottrell, C. K., Rios Riesgo, D., Hodges, A., Penzien, D., Chase, D., ... & Lipchik, G. L. (2020). Gestione interdisciplinare dell'emicrania: una guida clinica per chi si occupa di cefalee. *Canadian Journal of Neurological Sciences, 47*(6), 710-732. https://doi.org/10.1017/cjn.2020.138

Jenny. (2023, 17 novembre). *Alimentazione e sollievo dall'emicrania: Cosa mangiare e cosa evitare.* Migraine Buddy. https://migrainebuddy.com/nutrition-and-migraine-relief-what-to-eat-and-avoid/

John Hopkins Medicine (n.d.). *Emicrania vestibolare.* https://www.hopkinsmedicine.org/health/conditions-and-diseases/vestibular-migraine

Jovel, E. C. A. , & Mejía, S. F. E. (2017). Caffeina e mal di testa: osservazioni specifiche. *Neurología, 32*(6), 394-398. https://doi.org/10.1016/j.nrl.2014.12.016

Kissoon, N. R., Steel, S. (2023). *Educazione del paziente: Trattamento del mal di testa negli adulti (Beyond the Basics).* UpToDate. https://www.uptodate.com/contents/headache-treatment-in-adults-beyond-the-basics

Kissoon, N. R., Steel, S. (2023, 24 marzo). Up to Date. https://www.uptodate.com/contents/migraines-in-adults-beyond-the-basics

Koppen, H., & van Veldhoven, P. L. (2013). Gli emicranici con attacchi provocati dall'esercizio fisico hanno un'emicrania distinta. *The journal of headache and pain*, *14*(1), 99. https://doi.org/10.1186/1129-2377-14-99

Kuruvilla, D. (2018, 29 novembre). *Trattamenti olistici per l'emicrania.* Fondazione americana per l'emicrania. https://americanmigrainefoundation.org/resource-library/holistic-treatments-for-migraine/

Kuruvilla, D. E., Mehta, A., Ravishankar, N. e Cowan, R.P. (2021). La prospettiva dei pazienti sulla medicina complementare e integrativa (CIM) per il trattamento dell'emicrania: un sondaggio sui social media. *BMC medicina complementare e terapie*, 21(1). https://doi.org/10.1186/s12906-021-03226-0.

Kvisvik, E. V., Stovner, L. J., Helde, G., Bovim, G., & Linde, M. (2011). Cefalea ed emicrania durante la gravidanza e il puerperio: lo studio MIGRA. The Journal of Headache and Pain, 12(4), 443-451. https://doi.org/10.1007/s10194-011-0329-1

Lemmens, J., De Pauw, J., Van Soom, T., Michiels, S., Versijpt, J., van Breda, E., Castien, R. & De Hertogh, W. (2019). L'effetto dell'esercizio aerobico sul numero di giorni di emicrania, sulla durata e sull'intensità del dolore nell'emicrania: una revisione sistematica della letteratura e una meta-analisi. *The journal of headache and pain*, 20(1). https://doi.org/10.1186/s10194-019-0961-8.

Levy, J. (2021, 4 marzo). *Radice di marshmallow: L'ultimo protettore dell'intestino e dei polmoni*. Draxe.com. https://draxe.com/nutrition/marshmallow-root/

Lindberg, S. (2021, L'*esercizio fisico aiuta ad alleviare l'emicrania? Cosa dimostra la ricerca.* Healthline. https://www.healthline.com/health/migraine/does-exercise-help-migraines

Lopp, S., Navidi, W., Achermann, P., LeBourgeois, M., & Diniz Behn, C. (2017). Cambiamenti evolutivi nei cicli ultradiani del sonno nella prima infanzia. Journal of biological rhythms, 32(1), 64-74. https://doi.org/10.1177/0748730416685451

MacGregor, E. A., Frith, A., Ellis, J., Aspinall, L., & Hackshaw, A. (2010). Incidenza dell'emicrania in relazione alle fasi del ciclo mestruale di aumento e diminuzione degli estrogeni. Neurology, 67(12), 2154-2158. https://doi.org/10.1212/01.wnl.0000233888.18228.19

Martami. F., Togha, M., Seifishahpar, M., Ghorbani, Z., Ansari, H., Karimi, T., Jahromi, S. R. (2019). Gli effetti di un integratore probiotico multispecie sui marcatori infiammatori e sulle caratteristiche dell'emicrania episodica e cronica: Uno studio controllato randomizzato in doppio cieco. *Cefalalgia*;39(7): 841-853. https://doi.org/10.1177/0333102418820102

Mavroudis, I., Ciobica, A., Luca, A. C., & Balmus, I. M. (2023). Cefalea post-traumatica: Una revisione della prevalenza, delle caratteristiche cliniche, dei fattori di rischio e delle strategie di trattamento. *Journal of clinical medicine*, *12*(13), 4233. https://doi.org/10.3390/jcm12134233

Fondazione per la ricerca sull'emicrania (n.d.). *Fatti sull'emicrania*. https://migraineresearchfoundation.org/about-migraine/migraine-facts/

Emicrania pubblicata nella Biblioteca Nazionale di Medicina https://www.ncbi.nlm.nih.gov/books/NBK560787/

Emicrania: dalla fisiopatologia al trattamento", pubblicato nel Journal of Neurology https://link.springer.com/article/10.1007/s00415-023-11706-1.

The Migraine Trust. (n.d.a). *Emicrania e sonno*. https://migrainetrust.org/live-with-migraine/self-management/migraine-and-sleep/

The Migraine Trust. (n.d-b). *Integratori*. https://migrainetrust.org/live-with-migraine/healthcare/treatments/supplements/

Mungoven, T. J., Henderson, L. A., Meylakh, N. (2021). Fisiopatologia e trattamento dell'emicrania cronica: Una revisione delle prospettive attuali. Frontiers in Pain Research, 2. https://doi.org/10.3389/fpain.2021.705276

Nowaczewska, M., Wiciński, M., Kaźmierczak, W. *Il ruolo ambiguo della* caffeina nell'emicrania: Dal fattore scatenante al trattamento. *Nutrienti.* 2020; 12(8):2259. https://doi.org/10.3390/nu12082259

Myers, A. (n.d). Ripristinare la salute dell'intestino con 6 erbe e sostanze nutritive. https://www.amymyersmd.com/article/restore-gut-health-herbs-nutrients

Namazi, N., Heshmati, J., & Tarighat-Esfanjani, A. (2015). Integrazione con riboflavina (vitamina B2) per la profilassi dell'emicrania negli adulti e nei bambini: Una revisione. *Rivista internazionale per la ricerca sulle vitamine e la nutrizione. Internationale Zeitschrift fur Vitamin- und Ernahrungsforschung. Journal international de vitaminologie et de nutrition, 85*(1-2), 79-87. https://doi.org/10.1024/0300-9831/a000225

Nappi, R.E., Sances, G., Detaddei, S., Ornati, A., Polatti, F., & Náppi, G. (2009). Gestione ormonale dell'emicrania in menopausa. *Menopause International,* 15(2), 82-86. https://doi.org/10.1258/mi.2009.009019

Istituto Nazionale Cuore, Sangue e Polmoni. (2022, 24 marzo). *Fasi e stadi del sonno.* https://www.nhlbi.nih.gov/health/sleep/stages-of-sleep

Istituto Nazionale per l'Eccellenza Sanitaria e Assistenziale (NICE). (n.d.). *Riassunti delle conoscenze cliniche (CKS) del NICE.* https://www.nice.org.uk/

NHS Health Scotland. (2023, 4 gennaio). *Benefici per la salute del mangiare bene.* NHS Inform. https://www.nhsinform.scot/healthy-living/food-and-nutrition/eating-well/health-benefits-ofeating-well/

NHS. (2022, 29 luglio). *Mangiare una dieta equilibrata.* https://www.nhs.uk/live-well/eat-well/how-to-eat-a-balanced-diet/eating-a-balanced-diet/

NICE. (2012). *Raccomandazioni: Mal di testa negli over 12: Diagnosi e gestione.* https://www.nice.org.uk/guidance/cg150/chapter/Recommendations

The Nutrition Source. (n.d.). *Recensione della dieta: DASH.* Harvard T.H. Chan School of Public Health. https://nutritionsource.hsph.harvard.edu/healthy-weight/diet-reviews/dash-diet/

Pacheco, D., & Singh, A. (2023, 3 novembre). *Che cos'è il sonno NREM?* Fondazione del sonno. *https://www.sleepfoundation.org/stages-of-sleep/nrem-sleep*

Pavlović, J. M., Allshouse, A. A., Santoro, N. F., Crawford, S. L., Thurston, R. C., Neal-Perry, G. S., & Derby, C. A. (2014). Influenza del ciclo mestruale regolare e dell'età sui livelli di derivati ormonali nella fase follicolare del ciclo mestruale. *Menopausa,* 21(6), 612-620. https://doi.org/10.1097/GME.0b013e3182a80cf8

Pavlović, J. M., Allshouse, A. A., Santoro, N. F., Crawford, S. L., Thurston, R. C., Neal-Perry, G. S., Lipton, R. B., & Derby, C. A. (2016). Ormoni sessuali nelle donne con e senza emicrania: Prove di profili ormonali specifici per l'emicrania. *Neurologia,* 87(1), 49-56.

https://doi.org/10.1212/WNL.0000000000002798

Pearson, K., Burford, M. (2023, 21 aprile). *La dieta MIND: Una guida dettagliata per i principianti.* Healthline. https://www.healthline.com/nutrition/mind-diet

Poulsen, A. H., Younis, S., Thuraiaiyah, J. & Ashina, M. (2021). La cronobiologia dell'emicrania: una revisione sistematica. The *journal of headache and pain* 22, 76. https://doi.org/10.1186/s10194-021-01276-w

Reddy, S., Reddy V., & Sharma, S. (2023, 1 maggio). *Fisiologia, ritmo circadiano.* StatPearls Publishing. https://www.ncbi.nlm.nih.gov/books/NBK519507/

Ripa, P., Ornello, R., Degan, D., Tiseo, C., Stewart, J., Pistoia, F., & Sacco, S. (2015). Emicrania nelle donne in menopausa: una revisione sistematica. *International journal of women's health*, 7, 773-782. https://doi.org/10.2147/IJWH.S70073

Rizzoli, P. (2022, 15 febbraio). Disparità sanitarie e trattamento del mal di testa. *Blog Harvard Health Publishing.* Harvard Medical School. https://www.health.harvard.edu/blog/health-disparities-and-headache-treatment-202202152685

RocketEditor. (2022, 19 luglio). Emicrania silenziosa: Definizione e sintomi. *Blog di Brain Center.* https://braincenter.org/2022/07/19/silent-migraines-definition-symptoms/

Sances, G., Granella, F., Nappi, R. E., Fignon, A., Ghiotto, N., Polatti, F., & Nappi, G. (2003). Decorso dell'emicrania durante la gravidanza e il post-partum: uno studio prospettico. *Cefalalgia*, 23(3), 197-205. https://doi.org/10.1046/j.1468-2982.2003.00480.x

Singh, N. N., & Sahota, P. (2013). Cefalea correlata al sonno e sua gestione. *Current treatment options in neurology*, 15(6), 704-722. https://doi.org/10.1007/s11940-013-0258-1

Soveyd, N., Abdolahi, M., Bitarafan, S., Tafakhori, A., Sarraf, P., Togha, M., Okhovat, A. A., Hatami, M., Sedighiyan, M., Djalali, M., & Mohammadzadeh Honarvar, N. (2017). Meccanismi molecolari degli acidi grassi omega-3 nell'emicrania. *Iranian journal of neurology*, 16(4), 210-217. https://www.ncbi.nlm.nih.gov/pmc/articles/PMC5937007/

Spekker, E., & Nagy-Grócz, G. (2023). Tutte le strade portano all'intestino: L'importanza del microbiota e della dieta nell'emicrania. *Neurology international*, 15(3), 1174-1190. https://doi.org/10.3390/neurolint15030073

Fasi di un attacco di emicrania (n.d.). The Migraine Trust. https://migrainetrust.org/understand-migraine/

Stanford Online. (n.d.). *Corso: Un approccio basato sulle evidenze per la diagnosi e la gestione dell'emicrania negli adulti nell'ambito delle cure primarie e della neurologia generale*. Scuola di Medicina di Stanford. https://online.stanford.edu/courses/som-ycme0039-evidence-based-approach-diagnosis-and-management-migraines-adults-primary-care

Stibich, M. (2023, 18 maggio). *10 benefici del sonno.* Verywell Health. https://www.verywellhealth.com/top-health-benefits-of-a-good-nights-sleep-2223766

Stovner, L.J., Hagen, K., Linde, M., Steiner, T., J. (2022). La prevalenza globale della cefalea: un aggiornamento, con analisi dell'influenza dei fattori metodologici sulle stime di prevalenza. *Journal of Headache Pain,* 23 (34). https://doi.org/10.1186/s10194-022-01402-2

Summer, J., & Wright, H. (2023). *Cefalea ipnica.* Fondazione del sonno. https://www.sleepfoundation.org/physical-health/hypnic-headaches

Sweet, J. (2024, 4 gennaio). *Padroneggi il suo programma di sonno: I migliori consigli per una routine sana.* Sleep.com https://www.sleep.com/sleep-health/sleep-schedule

Varkey, E., Cider, A., Carlsson, J., & Linde, M. (2011). Esercizio fisico come profilassi dell'emicrania: uno studio randomizzato che utilizza il rilassamento e il topiramato come controlli. *Cefalalgia: An international journal of headache,* 31(14), 1428-1438. https://doi.org/10.1177/0333102411419681

Vgontzas, A., & Pavlović, J. M. (2018). Disturbi del sonno ed emicrania: Revisione della letteratura e potenziali meccanismi fisiopatologici. *Headache,* 58(7), 1030-1039. https://doi.org/10.1111/head.13358

Dipartimento della Salute e del Servizio Umano degli Stati Uniti. (2023). *Linee guida sull'attività fisica per gli americani, rapporto intermedio:*

Strategie di attuazione per gli anziani. https://health.gov/sites/default/files/2023-08/PAG_MidcourseReport_508c_08-10.pdf

Walker, W. H., Walton, J. C., DeVries, A. C., & Nelson, R. J. (2020). Interruzione del ritmo circadiano e salute mentale. *Psichiatria traslazionale, 10*(1), 28. https://doi.org/10.1038/s41398-020-0694-0

Wang, Y., Wang, Y., Yue, G., Zhao, Y. (2023, 13 aprile). Disturbi del metabolismo energetico nell'emicrania: Dal punto di vista mitocondriale. *Frontiere della fisiologia,* 14. https://doi.org/10.3389/fphys.2023.1133528

Collaboratori editoriali di Web MD (2022, 26 gennaio). *Emicranie silenziose.* WebMD. https://www.webmd.com/migraines-headaches/what-are-silent-migraines

Wells, R. E., Burch, R., Paulsen, R. H., Wayne, P.M., Houle, T. T., & Loder, E. (2014). Meditazione per l'emicrania: Uno studio pilota randomizzato e controllato. *Cefalea: The journal of head and facepain*, 54: 1484-1495. https://doi.org/10.1111/head.12420

Westergaard, M. L., Hansen, E. H., Glümer, C., Olesen, J., & Jensen, R. H. (2014). Definizioni di cefalea da uso eccessivo di farmaci in studi basati sulla popolazione e loro implicazioni sulle stime di prevalenza: una revisione sistematica. *Cephalalgia: an international journal of headache, 34*(6), 409-425. https://doi.org/10.1177/0333102413512033

Che cos'è l'emicrania? (n.d.) Centro Nazionale Emicrania.

https://www.nationalmigrainecentre.org.uk/understanding-migraine/what-is-migraine/

Wong, S. H. (2024, 4 aprile). Yoga per il suo cervello? *Dr Sui Wong Empowering Your Brain Health Blog.* https://drsuiwongmd.blog/2024/04/04/yoga-for-your-brain/

L'Organizzazione Mondiale della Sanità (OMS). (2011). *Raccomandazioni globali per l'attività fisica sulla salute.* https://www.who.int/docs/default-source/physical-activity/information-sheet-global-recommendations-on-physical-activity-for-health/physical-activity-recommendations-18-64years.pdf

Yablon LA, Mauskop A. *Magnesio nella cefalea.* In: Vink R, Nechifor M, editori. Il magnesio nel sistema nervoso centrale. (2011). https://www.ncbi.nlm.nih.gov/books/NBK507271/

Zduńska, A., Cegielska, J., Zduński, S., & Domitrz, I. (2023). Caffeina per il mal di testa: Utile o dannosa? Una breve revisione della letteratura. *Nutrients, 15*(14), 3170. https://doi.org/10.3390/nu15143170

www.ingramcontent.com/pod-product-compliance
Lightning Source LLC
Chambersburg PA
CBHW051548020426
42333CB00016B/2163